면역력 증진으로 만병을 다스리는
신비의 겨우살이

면역력 증진으로 만병을 다스리는

신비의
겨우살이

자연의학박사 윤두원 지음

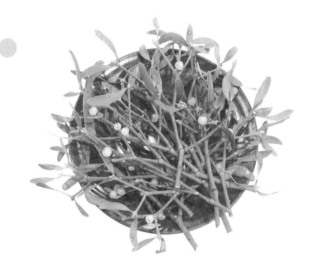

✚ 하이비전

백세 시대가 다가오면서 삶의 질에 대하여 관심 또한 높아지고 있습니다. 오래 사는 것도 좋지만 건강하고 행복하게 살아야 진정한 장수라 할 수 있을 것입니다.

그러나 바쁜 일상, 질병에 걸리기 쉬운 환경에서 건강하게 살아간다는 것은 쉬운 일이 아닙니다.

히포크라테스는 "우리의 삶에서 가장 귀중한 것은 건강이다."라고 건강을 중요성을 강조했습니다. 건강해야 하고 싶은 일도 하고, 돈도 벌 수 있고, 행복하게 살 수도 있는 것입니다.

그러면 어떻게 해야 건강하게 살아갈 수 있을까요?

인도네시아 UI대학교 의과대학 연구원에서 암과 대체의학을 연구하고 있을 때의 일입니다. 한국에서 소식을 듣고 찾아온 지인의 부인을 치료해준 적이 있는데 부인은 뇌종양으로 몸 한쪽이 마비된 상태였고 후유증으로 척추의 극심한 통증으로 수면을 취하지 못하는 고통을 받고 있었습니다.

정밀검사를 한 후, 겨우살이 추출물 약침주사액을 투여하면서 액상으로 제조된 겨우살이 추출물을 복용시켰더니 4주가 지나자 척추통증이 감소하기 시작하였고, 8주가 지나자 통증이 거의 사라지고, 편마비 증상은 물론 척추 통증까지 거의 사라졌습니다. 3개월 후는 연구진도

놀랄 정도로 완치되고 서울 유명 의료원에서도 포기를 하였는데 치유되었다고 부인과 가족들이 기뻐하며 지금까지도 잊지 않고 가끔 찾아오고 있습니다.

그 후 2004년 한국 포천 중문의과대학 강남 차병원 대체의학연구원에서 CAM 전문과정(암의 대체의학 전문과정) 객원연구원으로 위촉되어 연구하던 중 겨우살이 추출액이 혈청 내 면역세포들에 어떻게 반응하는지를 정확히 알 수 있었습니다. 겨우살이가 인체면역을 놀라울 정도로 증강시키는 것을 확인하였습니다. 추출액 투여 후 2분이 지나자 대식세포와 면역세포들이 활성을 보이기 시작했습니다.

필자는 이를 계기로 수입에 의존하던 겨우살이 추출액을 자체기술로 개발하기로 결심하였습니다. 그 후 겨우살이를 저온에서 증류 추출한 약침액을 제조하여 3년여 동안을 검증한 끝에 특허출원을 하게 되었고 2012년 '피부 면역증강 조성물의 제조방법' 제10-1126385호 특허를 받게 되었습니다.

그러면 겨우살이의 어떤 성분이 우리 몸에 무슨 작용을 하기에 면역력이 증가하고, 특허를 받을 수 있었을까요?

겨우살이에서 추출한 추출액에는 렉틴, 비스코톡신, 다당체, 알칼로이드 등의 항암성분과 면역강화물질이 다량 들어있어 우리 몸에 유효하게 작용하기 때문입니다. 세포실험이나 임상실험 등을 통해 밝혀진 겨우살이의 가장 주요한 효과는 암, 당뇨, 심혈관질환, 고혈압, 감기, 피로감, 관절염 등의 예방과 치료이고, 각종 면역기능을 강화하는 효능이 있습니다.

겨우살이의 여러 효능 중에서 필자가 가장 주목하는 것이 우리 몸의 면역체계 개선에 의한 질병의 예방과 회복입니다. 면역력은 질병에 대한 저항력이라고 할 수 있습니다. 곧 어떤 질병에 대한 면역력이 있으면 그 병을 이겨낼 수 있는 힘이 생겨 그 병에 걸리지 않게 되는 것입니다. 면역력은 그래서 중요하며, 겨우살이의 다양한 효능 중에서도 면역력에 주목하는 이유입니다.

필자는 겨우살이를 계속 연구하고 실험하면서 보다 강화된 '항암 면역증강 조성물 제조방법'(출원번호 : 10-2012-0106297호)을 추가로 특허 신청을 하였습니다. 그런데 특허청에서 이미 받은 내용과 유사하여 선행기술로 인정되기 때문에 추가 등록은 필요치 않다는 회신을 보내왔습니다. 또한 2014년 9월에 겨우살이를 함유한 '면역증강 김치 제조방법'도 특허 출원(출원번호 : 10-2014-0127976)하였습니다.

이 과정에서 건강과 삶의 질적 향상에 대해 큰 희망을 갖게 되었습니다. 앞으로 '피부 면역증강 조성물의 제조방법' 특허와 겨우살이를 함유한 '면역증강 김치 제조방법' 특허 출원의 연구결과를 토대로 겨우살이 추출물로 개발한 액상제, 약침주사액, 젤, 면역력 저하로 나타나는 피부질환 및 아토피 질환 기타 피부개선에 도움을 주는 화장품, 김치 외에도 향후 겨우살이의 좋은 성분을 활용한 약제, 건강식품, 건강보조제품 등 다양하게 개발하여 각종 질환의 예방과 치료에 큰 도움이 되도록 할 것입니다. 특히 겨우살이의 여러 효능 중에서 우리 몸에 가장 주효하게 작용하는 면역체계 개선으로 질병회복에 기여하고 삶의 질을 향상시킬 수 있도록 연구를 계속하여 다양하게 활용할 수 있도록 노력하겠습니다.

건강을 위협하는 생활환경, 생활습관, 식습관에 의해 각종 질병으로 고통 받는 사람들, 건강한 삶을 추구하는 이들을 위해 그동안의 겨우살이 연구결과를 담아내어 책을 펴냅니다. 부디 많은 분들이 건강한 삶을 살아가는데 도움이 되기를 바랍니다.

2014년 12월

윤두원

1장
WHAT
겨우살이가 뭐지?

겨우살이가 뭘까?

미슬토(Mistletoe)는 겨우살이

겨울 산에 올라본 적 있으세요?

시린 바람을 맞으며 산을 오르다 보면 삶의 무상함과 순환하는 생명의 이치를 생각하게 됩니다. 그러다 한 순간 고개를 들어보면 앙상한 나무 끝에 새의 둥지가 매달려 있는 게 보일 때가 있습니다. 이때 잎이나 있고 진주처럼 영롱한 열매가 매달려 있다면 이건 새 둥지가 아닙니다. 바로 미슬토입니다. 미슬토의 학명은 Viscum album인데, 우리나라에서는 '겨우살이'라고 부릅니다. 이 책에서는 겨우살이라고 부르기로 하겠습니다.

겨우살이는 잎과 줄기가 모두 진한 녹색입니다. 가지가 두 갈래로 계속 갈라지면서 나는데 끝에 두 개의 잎이 돋아나옵니다. 잎은 두껍고 앞뒤가 같은데 선인장처럼 물기가 있고 연해서 잘 부러집니다. 그러나 가지는 탄력이 있어서 강한 바람에도 부러지지 않습니다.

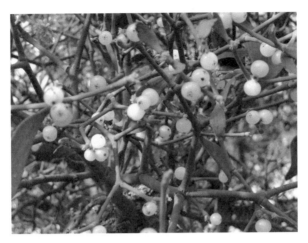

겨우살이

    겨우살이는 참나무, 뽕나무, 오리나무, 밤나무, 버드나무, 팽나무 등
의 나무줄기에 붙어 살아가는 사시사철 잎이 푸른 여러해살이 식물입
니다.

🌿 학술적 겨우살이의 의미

겨우살이는 독립적으로 살아가는 다른 식물들과는 달리 다른 나무에
기생하여 사는 반기생 다년생 식물입니다. 대부분의 식물들이 땅에서
영양분을 얻어 성장하는 삶을 사는 것에 비해 나무 또는 관목 위에서
살아가는 식물이지요. 많은 종류의 나무에 기생하고 있지만, 주로 사과
나무, 떡갈나무, 전나무, 서양 물푸레나무 등에 기생하여 살아갑니다.
겨우살이는 가지와 잎에서 햇볕을 받아 광합성을 하지만 숙주(宿主)
나무에게서 물과 영양분을 공급받으므로 반기생 식물로 분류할 수 있습니다. 여기서 칭하는 겨우살이는 영어권 국가에서 지칭하는 말이며 'Mistletoe'라고 표기합니다. 겨우살이에 대한 심도 있는 연구가 시작된 독일에서는 '미스텔(Mistel)'이라고 부르고 있으며, 동양 한방에서는 '상기생'이라는 약재로 칭하기도 합니다. 학명으로는 'Viscum album L.'이라고 명명되어 있고, 전 세계에 약 1,400개의 종이 있을 정도로 다양한 종류의 겨우살이가 존재하고 있습니다.

겨우살이를 숭배한 옛날 사람들

모든 나무가 잎을 떨어뜨린 한겨울에 공중에서 홀로 푸르름을 자랑하니 옛사람들은 아마도 이를 보고 신성하게 여겼던 모양입니다.

유럽 사람들은 참나무를 신성한 식물로 여겼습니다. 그리고 여기에 붙어사는 겨우살이를 영생불사의 상징으로 믿어 숭배했다고 합니다. 동양에서도 겨우살이를 하늘이 내린 영초라 하여 신성하게 여기고, 크리스마스 트리로 사용하며 소원을 빌기도 합니다.

동서양에서 다 같이 겨우살이가 번개와 벼락을 막아주고 화재를 피하게 하며 귀신과 병마를 내쫓는 신통력이 있는 것으로 믿었습니다.

숲의 왕과 황금가지

아주 오래 전 로마 부근에 네미라는 마을이 있었습니다. 네미 사람들은 다이아나와 비르비우스라는 신을 섬겼습니다. 다이아나는 숲과 동물, 풍요의 여신이고, 비르비우스는 그녀의 남편이지요. 이들을 섬기는 신전의 제사장은 '숲의 왕'이라는 칭호를 받았다고 합니다.

'숲의 왕'은 남자들만 할 수 있었는데 마을의 사내들은 누구나 하고 싶어 했습니다. 그런데 숲의 왕이 되기 위해서는 마을 부근의 숲에 있는 성스러운 나무에서 황금가지를 꺾어 그것으로 제사장을 찔러 죽여야만 했다고 합니다. 끔찍하기는 하지만 네미의 제사장 '숲의 왕'은 이런 식으로 오래도록 계승이 되었습니다.

이때 숲의 왕이 되기 위해 꺾어야 했던 황금가지가 바로 겨우살이였다고 합니다. 겨우살이를 오랫동안 두면 황금빛으로 변하는데 '황금가지'라는 이름도 이 때문에 생겨난 것이라고 합니다.

🌿 드루이드교의 풍습과 옴니아 사난스

옛날 유럽의 켈트족은 태양신을 숭배했습니다. 이들의 종교를 드루이드교라고 합니다. 드루이드교의 제사장은 제사를 드릴 때 황금 낫으로 겨우살이를 베어 제단에 바쳤다고 합니다. 그런 다음 제사에 썼던 겨우살이를 신도들에게 나눠줬습니다. 그러면 신도들은 그것을 집의 추녀 밑이나 마구간 천장에 매달아두었는데, 이렇게 하면 사람과 가축이 병에 걸리지 않고 악신이 얼씬하지 못한다고 믿었습니다. 오스트리아, 스위스, 스웨덴 등에서 지금도 민간풍습으로 남아 있다고 합니다.

또한 드루이드교도들은 겨우살이를 담근 물을 만병통치약으로 믿어 이 물을 옴니아 사난스(Omnia sanans), 다시 말해 '모든 병을 고치는 물'이라고 하였습니다.

우리나라의 민간신앙

우리나라에는 겨우살이를 방안이나 부엌, 외양간에 걸어두면 뱀, 지네, 쥐며느리 등이 집안으로 들어오지 못하고 열병이나 못된 귀신이 피해간다고 믿는 풍습이 있습니다.

그런가 하면 아이를 낳지 못하는 여인이 겨우살이를 몸에 지니면 아이를 가질 수 있다고 믿었고 전쟁터에 나갈 때 겨우살이를 부적처럼 지니면 죽거나 다치지 않는다고 믿었습니다.

겨우살이의 은밀한 사생활

⟩⟨ 겨우살이는 기생식물

겨우살이는 여러 종류의 나무에 붙어산다고 했습니다. 그런데 '붙어산다'니 무슨 말일까요?

겨우살이는 잎이 있어 광합성을 하지만 숙주가 되는 나무로부터 물과 영양분을 빨아들여 살아가기 때문에 기생식물입니다. 겨우살이가 기생하는 나무를 숙주나무라고 합니다. 숙주나무는 손님에게 자기 양분을 뺏기니 당연히 자라는 속도가 느리고 수명도 짧습니다. 또 겨우살이가 박은 뿌리 때문에 숙주나무는 목재로서도 쓸모가 없게 됩니다. 겨우살이 뿌리가 뚫고 들어간 틈으로 해충이나 병균이 침입하기도 하니 숙주나무로서는 피해가 막심할 수밖에 없습니다.

그렇다고 숙주나무가 겨우살이 때문에 모든 양분을 뺏기고 바로 죽지는 않습니다. 겨우살이가 뺏는 양분이 아주 적기 때문입니다. 그러나 간혹 악질 겨우살이도 있기는 합니다. 참나무, 버드나무, 밤나무, 오

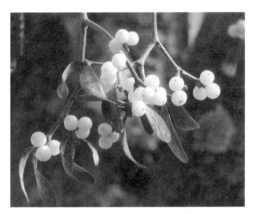
겨우살이 열매

리나무 등에 기생하는 겨우살이와는 달리 동백나무 겨우살이는 숙주
가 되는 나무의 생명을 빼앗고 맙니다. 동백나무에 겨우살이가 기생하
면 3~5년 뒤에는 나무가 말라죽게 됩니다.

🌱 바람을 타고 번식하는 겨우살이

겨우살이도 번식을 합니다. 한 나무에서만 살아가면 결국에는 죽게
되기 때문에 다른 나무로 자기 씨를 보내야 합니다. 그런데 겨울에 열
매가 열리니 벌도 나비도 없습니다. 바람을 타고 날아가면 나뭇가지에
내려앉아 뿌리를 내리기가 쉽지 않습니다. 도대체 어떤 방식으로 번식
을 할까요? 여기에도 겨우살이만의 방법이 있습니다.

겨우살이는 겨울에 콩알 모양의 예쁜 열매가 달리는데 그 열매 안
에 겨우살이 씨를 소중하게 담고 있는 초록색 씨방이 있습니다. 이 열
매를 까치나 산비둘기 같은 산새들이 즐겨 먹는데, 특히 이 열매를 즐

겨 먹는 새가 있습니다. 바로 검은머리 꾀꼬리와 겨우살이 개똥지빠귀라는 새입니다. 우리에게는 이름이 생소하지만 두 새 모두 유럽에서는 매우 흔한 산새입니다.

겨우살이 개똥지빠귀는 이름까지도 겨우살이라는 이름이 붙을 만큼 겨우살이를 좋아하는 산새입니다. 우리나라에 번식하는 개똥지빠귀와 친척 간이며, 오히려 유럽에서는 사시사철 산에서 볼 수 있는 매우 흔한 새입니다. 겨우살이 개똥지빠귀들은 먹을 열매가 풍부했던 다른 계절과 달리 열매가 달리지 않는 겨울에 잘 익은 겨우살이 열매로 배를 채우곤 합니다. 겨울 동안 잘 익은 열매를 가득 먹은 겨우살이 개똥지빠귀가 날아다니며 배설을 하게 되고, 이 배설물 안에 초록색의 겨우살이 씨방을 다른 나무로 옮겨주며 번식을 돕고 있죠.

또 검은머리 꾀꼬리 역시 유럽권에서 흔하게 보이는 꾀꼬리의 일종인데, 이 검은머리 꾀꼬리들은 겨우살이 개똥지빠귀처럼 열매 전체를 먹지 않고 얌체처럼 씨앗을 제외한 맛있는 과즙이 있는 부분만 싹 먹고 옆 나무로 건너가 버리곤 합니다.

그러면 어떻게 번식할까요? 겨우살이 열매에는 끈적끈적한 점액이 많이 들어있습니다. 열매를 먹은 새들의 부리에는 씨앗이 달라붙게 됩니다. 새들이 부리에 붙은 씨앗을 떼어내려고 다른 나뭇가지에 부리를 비빌 때 씨앗이 숙주로 삼을 나무에 들러붙게 되는 것입니다. 다만, 검은머리 꾀꼬리가 옮기는 씨앗들은 대부분 멀리 가지 못하고 주변 나무에 번식을 하게 되는데, 검은머리 꾀꼬리 역시 부리에 묻은 씨앗을 주변 나무 가지에 비벼 떨어뜨리기 때문입니다. 이렇게 옮겨진 씨방들은 원래 숙주나무의 다른 가지나 주변의 나무 가지에만 옮겨가게 되는 것입니다.

씨앗에 묻은 점액은 다른 가지에 붙어 마르면서 접착제 역할을 합니다. 씨앗을 나뭇가지에 단단하게 고정시키는 것입니다. 이 상태로 겨울이 지나고 봄이 오면 씨앗에서 싹이 나와 나뭇가지에 뿌리를 박게됩니다.

그럼 이 초록색 씨방은 소화되거나, 부리에 망가져버려 번식이 힘들지 않을까요? 그것은 아닙니다. 겨우살이는 씨방을 튼튼하게 만들어서 새들이 먹어도 소화가 되지 않고 단단한 부리에도 망가지지 않습니다.

기생식물은 아무 나무에나 덥석 붙어 영양분을 쪽쪽 먹으며 자란다고 생각할 수도 있지만 의외로 겨우살이들은 꽹장히 깐깐합니다. 활엽수에서 자라는 겨우살이는 떡갈나무 겨우살이를 제외하고는 꽹장히 신중하게 싹을 틔웁니다. 소나무에서 자란 겨우살이는 소나무에서만 싹을 틔우고, 가문비나무에서 자란 겨우살이는 가문비나무에서만 싹을 틔웁니다.

🌱 겨우살이가 사는 방법

새들이 물어다가 날려준 겨우살이의 씨방은 어떻게 겨우살이가 되고, 또 어떻게 번식을 하며, 어떻게 자랄까요? 기생식물이니 얼른 싹을 틔워서 숙주나무의 영양분을 맛있게 먹으며 얼른 자랄까요? 아니면 숙주나무의 눈치를 살살 보며 아무도 모르게 자라날까요?

겨울에 옮겨진 겨우살이 씨방은 다음해 4월이 되어서 따뜻한 햇살이 들기 시작할 때야 싹을 틔우기 시작합니다. 이때 겨우살이는 작은 가지를 펼쳐 나무껍질에 자신을 고정하는 일을 먼저 하게 됩니다. 이

때 겨우살이의 가지에는 숙주나무의 영양분을 흡수할 수 있는 흡수기관이 생겨나고 그 흡수기관을 통해 자신이 자랄 영양분을 섭취합니다. 그렇게 본격적으로 싹을 틔운 겨우살이는 매미가 마지막 기승을 부릴 늦여름까지 숙주나무 위에 자신이 살법한 자리를 잡는 것에 집중하게 됩니다. 그렇게 단단한 숙주나무의 중심 가지를 잡은 겨우살이는 다시금 깊은 잠에 빠져 이듬해 4월까지 잠만 잡니다.

또 새로운 봄이 왔으니, 이제 본격적으로 겨우살이도 자신의 터전에서 씨방을 만들어 내야겠죠? 하지만 겨우살이는 씨 꼭대기에 2개의 잎만 만들어 둔 채 또 기다립니다. 그렇게 또 일 년을 쉬고, 또 두 번째 싹을 틔우고, 그렇게 또 일 년을 쉬고 하며 겨우살이는 그렇게 천천히 자라납니다. 그렇게 4년이 지나면 처음 싹이 난 곳으로부터 3개의 새로운 싹이 생겨납니다. 그때부터 겨우살이는 성체 겨우살이가 되어 자신의 번식을 새롭게 하기 시작합니다. 새로운 씨와 잎들은 여태껏 그래왔듯 매년 봄에 성장을 하고, 중심 씨눈에서 꽃이 피기 시작합니다.

숙주나무는 그 동안 무엇을 할까요? 나무가 1년마다 자신의 나이테를 만드는 것은 당연한 얘기입니다. 숙주나무도 1년 동안 두께가 점점 넓어지게 되는 것이죠. 겨우살이는 그에 맞춰 또 자기 가지를 바깥쪽으로 자라게 하여 나무의 안쪽에서 자라는 일이 없도록 하고 있습니다.

자웅이체인 겨우살이는 암나무 꽃과 수나무 꽃을 각각 갖고 있습니다. 겨우살이도 성별을 갖고 있는 것입니다. 첫 싹을 틔운 지 5~7년이 지난 겨우살이는 꽃을 피우기 시작하는데, 매년 2~3월이 되면 다른 꽃들보다 이르게 피어납니다. 수분을 시켜 줄 동물들을 모으기 위해 꽃에 들어있는 꿀에서 오렌지와 비슷한 향기를 품어 동물을 유혹하고, 개미 등을 이용해 암꽃과 수꽃이 서로 만나 수분하게 됩니다.

수분된 암꽃은 6월 말까지 푹 쉬며 새 생명을 품게 되는데, 그것을 품은 겨우살이만큼이나 겨우살이 씨방은 천천히 자라납니다. 그렇게 자란 씨방은 12월 초쯤이 되면 예쁜 모양의 열매에 들어가 새들이 물어가길 기다리게 됩니다. 재미있는 것은 6월에 만들어진 씨방이 싹을 틔울 때까지는 약 9~10개월이 걸리는데, 사람의 임신 기간과 비슷하다는 것입니다.

겨우살이에겐 뭔가 특별한 점이 있다

독일의 저명한 식물학자 칼 폰 투보이프(Karl von Tubeuf)는 1923년에 「모노그라피 데어 미스텔(Monograghie der Mistel)」이라는 겨우살이에 대한 논문을 집필했는데, 832페이지에 달하는 분량으로 겨우살이에 대한 정리를 한 그는 논문에서 겨우살이를 가리켜 "정상적인 것이 없는 식물"이라고 칭했습니다. 언뜻 들으면 이상한 식물로 말한 듯 보이지만, 이러한 특이점이 그가 겨우살이에 빠지게 된 이유이기도 합니다. 식물이지만 여느 식물과 같지 않은 겨우살이는 후에 연구를 통해 겨우살이만이 가질 수 있는 특이한 성분들이 있음이 밝혀졌습니다.

겨우살이는 우선 땅이 아닌 나무 위에서 자란다는 특이점이 가장 큽니다. 기생식물에 속하기 때문에 드러나는 이 특이점은 겨우살이가 다른 일반적인 식물들과의 가장 큰 차이인데, 겨우살이는 이렇게 나무 위에서 살아가기 위해 뿌리 대신 싱커라 부르는 돌출물을 가지고 있습니다. 싱커는 마치 손가락 같은 생김새를 하고 있어 주변의 나무를 휘감는 것에 매우 특화되어 있는데, 바로 이 싱커가 숙주나무의 줄기가 두꺼워짐에 따라 바깥쪽으로 휘감으며 자라서 무성한 나뭇잎에도 가려지지 않도록 본능적인 움직임을 하고 있습니다. 싱커는 5월경에 본격적으로 구부리는 운동을 하기 시작하는데, 이 움직임에 따라 자신의 중심이 정해집니다. 겨우살이 가지에서 뻗어 나온 잎과 가지들은 매일 새로운 방향으로 끊임없이 움직입니다. 겨우살이가 6월 초까지 행하는 이 움직임은 중력과 태양의 방향을 거스를 정도로 강한 힘을 갖고 있습니다. 여러 해가 지난 겨우살이가 공 모양으로 변화하는 것 또한 이 움직임 때문입니다. 이런 움직임을 통해 공 모양을 취하는 행동은 여타 식물에게서 발견되지 않은 겨우살이만의 움직임입니다.

겨우살이는 기다리기 지루할 정도로 천천히 자라는 식물입니다. 여타 식물들이 여러 해를 살아가는 다년생이라 할지라도 싹이 트면 최대한 많은 잎을 만들어 안정적인 영양소 보급을 위해, 자기 위치를 굳건히 하며 더 많은 태양빛을 받아 광합성을 하기 위해 수직적으로 자라는 성장이 이루어지는 것이 일반적인 반면, 겨우살이는 2년이 지나서야 첫 잎이 나오기 시작합니다. 또한 겨우살이는 매해 이렇게 줄기 하나와 잎 두 개만을 만들어내며 5~7년차까지 성장한 후에 번식을 위해 꽃을 피우는 신중함을 갖고 있습니다.

1년간 모아온 생체에너지를 하나의 줄기와 잎 두 개에 쏟아내다보니 겨우살이 잎은 사시사철 푸른색을 띄고 있습니다. 다른 나무들은 햇빛을 못 받게 되면 스스로 영양소 공급을 차단하여 나뭇잎을 떨어뜨리는 반면, 겨우살이 잎은 자라는 능력을 잃지 않기 때문에 항상 영양소를 공급하고 있습니다. 그래서 겨우살이 잎을 관찰하면, 해가 지날수록 점점 커지는 잎을 발견할 수 있습니다. 그렇다면 겨우살이 잎은 절대 자연적으로 떨어지지 않느냐하면, 그건 또 아닙니다. 여기서도 겨우살이만의 특이점이 있습니다. 지나치게 늙고 커져 쓸모가 없어진 잎사귀들은 다른 나무들이 단풍이 물들거나 점차 마르는 등 전조신호를 보낸 후 떨어뜨리는 반면 어떠한 사전 표식도 없이 떨어져버리는 식물 행동을 보여줍니다. 이 특이한 잎사귀들은 다른 식물들과 달리 위아래의 특징이 없습니다. 일반적으로 잎의 뒤 쪽에만 공기구멍인 기공을 가지고 있는 반면, 겨우살이는 양쪽 모두 많은 기공을 갖고 있습니다. 잎의 양쪽을 모두 사용해 이산화탄소와 산소가 드나들고, 물을 흡수하며 내보내기도 합니다. 또, 다른 식물들은 잎에 물과 양분을 얻기 위한 관이 그물망처럼 빽빽하게 들어차 있는 반면 겨우살이는 곧게 뻗은 관을 통해 공급받고 있습니다.

겨우살이의 열매도 신기한 점이 있습니다. 겨우살이는 겨울에 일반적으로 하얀색의 예쁜 열매를 갖고 있습니다. 다른 식물들은 열매 안에 일반적인 씨를 넣어두는 반면, 겨우살이는 열매 안에 씨방이라고 해서 씨를 감싼 녹색의 방을 하나 더 둡니다. 겨우살이는 이 씨방을 통해 씨앗을 더욱 소중하게 감싸두는데, 이를 통해 더욱 빨리 싹을 틔울 수 있습니다.

◈ 간략하게 읽는 겨우살이 ◈

🍃 미슬토(Mistletoe)는 한겨울에 구슬 모양의 열매를 맺는 식물로 우리 나라에서는 겨우살이라고 불립니다.

💧 옛날 사람들은 겨우살이를 신성한 것으로 믿었으며, 또한 만병통치약 으로 여겼습니다.

🍃 겨우살이는 광합성을 하지 못하며 다른 나무에 뿌리를 박고 영양분을 빨아 생활하는 기생식물입니다.

💧 겨우살이는 새의 부리에 씨를 묻혀 번식을 합니다.

🍃 겨우 내 옮겨진 겨우살이 씨방은 다음해 4월이 돼서야 싹을 틔웁니다. 겨우살이는 작은 가지를 펼쳐 나무껍질에 자신을 고정하며, 이때 숙주 나무의 영양분을 흡수할 수 있는 흡수 기관이 생깁니다.

💧 겨우살이는 자웅이체입니다. 첫 싹을 틔운 지 5~7년이 지나면 꽃을 피우고, 오렌지와 비슷한 향을 발산하여 동물을 유혹해 수분합니다. 6 월에 만들어진 씨방은 12월 초 쯤이 되면 열매에 들어가 새들이 물어 가길 기다립니다.

🍃 겨우살이는 나무 위에서 자라며 잎과 가지들이 매일 새로운 방향으로 끊임없이 움직여 공 모양으로 변화하고, 기다리기 지루할 정도로 천천 히 자란다는 것, 쓸모없어진 잎은 사전표식 없이 떨어지는 지고, 곧게 뻗은 관을 통해 영양분을 공급하는 점, 마지막으로 열매 안에 씨방이 라고 하는 녹색 방이 하나 더 있는 게 겨우살이의 특이점입니다.

게으른 머슴이 고친 병

옛날 중국의 어느 마을에 부자가 살고 있었습니다. 부자에게는
아들이 하나 있었는데 신경통으로 매우 고생하고 있었습니다. 허
리며 무릎이며 안 아픈 곳이 없었기 때문에 아들은 온종일 자리
에 누워 끙끙 앓기만 했습니다. 부자는 용하다는 의원들을 불러
아들을 고치려 했습니다. 그러나 허사였습니다.

"나로서는 어쩔 도리가 없소이다."

마지막 희망을 걸었던 의원마저 포기하자 부자는 크게 낙심해
한숨을 쉬었습니다. 이를 보다 못한 의원이 말했습니다.

"남산에 효험이 좋은 약초를 재배하는 사람이 있다고 하니 한
번 찾아가 보시지요."

부자는 당장 30여 리나 되는 남산으로 그 사람을 찾아갔습니다.

"장담할 수는 없지만 혹시 모르니 약을 드리지요. 그렇지만 몇
달 몇 년이 걸릴지 알 수 없습니다. 효과가 없을 수도 있고요. 밑
지는 셈 치고 써보시렵니까?"

부자는 지푸라기라도 잡는 심정으로 그러기로 했습니다. 다음
날부터 부자는 머슴을 시켜 남산에서 약초를 받아오게 했습니다.
머슴은 이틀에 한 번씩 30여 리나 되는 거리를 걸어 약초를 받아
왔습니다. 그러나 한 달이 가고 두 달이 지나도 아들의 신경통은
별 차도가 없었습니다. 그 사이 겨울이 찾아왔습니다. 그러는 사

이 머슴도 조금씩 꾀가 나기 시작했습니다.

몹시 추운 겨울날 오들오들 떨며 남산을 향하던 머슴은 문득 화가 났습니다.

"낫지도 않을 병 때문에 이게 무슨 고생이람?"

머슴이 혼자 투덜대며 막 산길에 접어들 무렵이었습니다. 큰 뽕나무에 자잘한 가지들이 새의 둥지처럼 붙어있는 것이 보였습니다. 그런데 그 잔가지들의 모양이 남산의 약초와 비슷하게 보였습니다.

"어차피 낫지도 않을 병, 이걸 먹는다고 해서 뭐 달라질 게 있겠어? 설마 독이 있는 건 아닐 테지."

머슴은 그 잔가지들을 꺾어 근방에 사는 친구를 찾아갔습니다. 그리고 남들이 보지 못하게 방안에서 잘게 썰어 종이에 쌌습니다. 그러자 남산에서 받아오는 약초와 비슷해졌습니다.

"옳거니! 누가 이걸 보고 그냥 잔가지라고 생각하겠어?"

친구 집에서 한참 낮잠을 자다 주인집으로 돌아온 머슴은 잔가지를 달여 부자의 아들에게 주었습니다.

한 번 요령을 피우기 시작한 머슴은 그 다음부터는 뽕나무에 달린 이상한 잔가지를 한 보자기 꺾어와 친구 집에 쌓아놓고 아예 마을 밖으로 나가지도 않았습니다. 주인집을 나서면 곧장 친구 집으로 가 실컷 낮잠을 자다가 돌아오곤 했습니다.

그런데 이상한 일이 일어났습니다. 봄이 될 무렵부터 부자의 아들이 점점 낫기 시작한 것입니다. 부자는 기분이 좋아 잔치를 열었습니다. 물론 남산 약초꾼이 빠질 수가 없지요. 부자는 머슴을 불러 남산 약초꾼을 모셔오게 했습니다.

"이거 큰일 났네! 겨울 내내 한 번도 약을 타가지 않았는데 남산 약초꾼이 오면 이 사실이 모두 들통 나고 말거야."

30리 길을 근심에 싸여 걸어간 머슴은 도착하자마자 약초꾼 앞에 넙죽 엎드렸습니다. 이유를 몰라 이상하게 여기는 약초꾼에게 머슴은 모든 사실을 털어놓고 빌었습니다.

"제발 제가 겨울 내내 여기 안 왔다는 말씀만 하지 말아 주세요!"

약초꾼은 더욱 이상했습니다. 뽕나무에 붙은 잔가지가 그런 효험이 있다는 말을 들은 적이 없기 때문이었습니다.

남산 약초꾼은 머슴과 함께 부잣집으로 오는 길에 그 뽕나무에 붙은 잔가지를 따서 챙겼다가 집으로 돌아가 시험해 보았습니다. 그런데 암, 관절염, 당뇨병, 고혈압, 신경통 등에 효과가 좋게 나타나는 것이었습니다. 물론 이 잔가지들이 겨우살이입니다. 겨우살이를 알지 못한 약초꾼은 이 잔가지가 뽕나무에 기생한 것이라 하여 '상기생'이라 이름을 붙였다고 합니다.

2장

WHY

왜 겨우살이일까?

겨우살이는 어떤 효과가 있을까?

겨우살이에서 추출된 추출액은 강력한 항암성분인 렉틴 I, II, III 등의 당 단백 성분과 다당체, 알칼로이드, 퀘어세틴, 비스코톡신 등의 항암성분과 면역강화물질이 다량 들어있어 몸 각각의 기관에서 다르게 작용합니다. 세포실험이나 임상실험 등을 통해 밝혀진 가장 주요한 효과는 암 예방과 치료, 각종 면역 시스템 조절, 혈압조절, 관절염 치료 등이 있습니다. 그밖에 당뇨, 이뇨작용, 지혈, 진통 및 진정, 동맥경화, 간염, 신경통, 콜레스테롤 강하작용, 항균작용, 항바이러스작용, 폐·신장 기능향상, 염증치료, 몸을 따뜻하게 만드는 등 건강한 몸을 만드는 데 뚜렷한 효과를 보이고 있습니다.

특히 이 겨우살이 요법을 처음 연구하기 시작한 루돌프 슈타이너가 속한 독일은 물론이고 유럽국가 등지에서 최근까지 2,500여 편의 논문을 통해 그 효능이 점점 밝혀지고 있습니다. 겨우살이 요법은 이미 유럽에서는 독일 베를린 의대, 튀빙겐 의대, 헤르데케 대학병원을 비롯하여 중부 유럽 400여 군데의 병원에서 연구·진료의 목적으로 사용하고 있습니다. 그러한 추세에 맞춰 우리나라에서도 암 치료에 관심이 높은 몇몇 대학병원 교수진에서 겨우살이 요법을 추천하는 등 치료에 사용되고 있습니다.

그러면 이 겨우살이가 암환자에게 적용되었을 때 어떤 효과가 발생하는지 알아보겠습니다.

정도의 차이는 암의 종류나 진행 속도, 환자의 나이나 건강 상태에 따라 차이를 보이지만 일반적으로 나타나는 치료효과는 다음과 같습니다.

- T임파구 등의 면역 기능을 활발하게 하여 암에 대한 저항력을 높입니다.
- 면역 체계의 강화 및 개선으로 암세포 전이를 억제하고 성장을 정지·지연시킵니다.(P53 활성화)
- 면역 체계가 개선되어 암세포를 집중적으로 공격하지만 다른 세포의 손실은 없습니다.
- 환자의 식욕을 회복시키고, 수면 상태 개선에 따른 피곤·우울증 감소 등으로 인하여 환자의 컨디션을 좋게 만들어 복합치료에도 견딜 수 있는 신체적·정신적 체력을 만들어 줍니다.
- 환자의 질병에 따른 고통을 70% 정도 진통제의 도움 없이 감소시킵니다.
- 환자의 상태에 따라 암을 사멸·축소하는 최상의 반응이 나올 수 있습니다.
- 항암제 투여, 방사선 치료, 대수술 등의 후유증 감소 작용이 있습니다.

면역 기능이 저하되면 어떻게 될까?

몸의 면역 기능이 떨어지면 전신이 나른해지는 것을 느끼고, 힘이 빠지며 눈이 침침해지고, 구강염과 혓바닥에 염증이 생기며, 두통이 나타나는 등 수많은 병원체들을 방어하는 힘이 떨어지는 것입니다. 쉽게 말하자면, 도둑들이 넘쳐나는데 경찰이 힘이 없거나 그 수가 부족해 잡지 못하는 경우라고 보면 됩니다. 온갖 병원체들이 활동하도록 그대로 열어두는 것이나 마찬가지입니다. 이밖에도 암/감기/감염성 질환/각종 아토피, 염증성질환/에이즈/포도상 구균(식중독, 방광염 등)/무좀과 같은 곰팡이 질환/대상포진/신종 플루/세균성 질환/바이러스성 질환/각종 전염병/음식 내 세균 등에 의한 잦은 설사와 배탈/감염에 의한 만성피로/입이 헐어버리는 구내염/편도선 질환/알러지 등 우리가 생각할 수 있는 대부분의 질환이 바로 이 면역 기능과 관련되어 있습니다.

또한 면역은 pH에 아주 민감하게 반응합니다. 이는 인체 기능의 대사활동의 균형을 조정하는 항상성과 밀접하게 작용하고 중성인

pH7.35~7.45에 맞춰져 있어서인데 pH가 산성인 7.0 이하로 내려가면 생명을 유지할 수가 없고, 그 반대로 pH가 8.0으로 알카리화되면 몸 안에 세균의 창궐로 인해 생명을 유지할 수 없게 됩니다. 그래서 항상성(자율콘트롤시스템)은 항상 중성을 유지하도록 조정하고 있습니다. 예를 들면 식사 중에 맵고 짜고 싱겁고 시고 달고 입에 맞지 않으면 미각신경이 많이 분포되어 있는 혀끝에서는 예민하게 반응하여 간을 맞출 수 있도록 합니다.

따라서 몸은 pH의 조정에 따라 질병이 생기는 등 건강의 변화가 생기고 또 면역은 체온과도 밀접한 관계가 있습니다. 환자의 체온이 상하로 1°C가 변하면 면역력은 30%의 변화가 있다고 합니다. 그래서 체온은 중요합니다.

1차 면역을 담당하는 피부에서는 외부 온도의 변화를 예민하게 감지하여 외부 온도가 높으면 이를 조절하기 위해 내부 체온을 냉성모드로 맞추고 그 반대로 외부온도가 낮으면 체온을 올리기 위해 온성모드로 운영하게 됩니다. 추운 날씨에 따뜻한 물이 생각나고 더울 때에 시원한 냉수가 생각나는 이유입니다. 이와 같은 생리 조절기능은 체액을 중성으로 맞춰서 면역력을 지키려는 유지 활동입니다. 추울 때 소변을 보고나면 몸이 잠깐 동안 움찔하는 증상도 방광에 있던 오줌이 배출되는 양만큼 체온이 내려가므로 체온조절의 신호를 보내는 것입니다.

의학자들은 이런 면역력 저하에 의한 질병을 제I형, 제II형, 제III형, 제IV형과 같이 4가지로 분류하고 있습니다.

겨우살이와 면역(免疫)

많은 의학자들이 주목하는 겨우살이의 효능 중 가장 핵심을 차지하고 있는 것이 바로 면역(免疫)력의 조절 및 증진효과에 있습니다. 바로 이 면역력에 대한 이야기를 하려면 면역(免疫)에 대한 의미를 먼저 풀어야겠죠? 그 답은 바로 '면역'이라는 이름 안에 모두 있습니다. 면할 면(免)자와 병 역(疫)자가 합쳐진 단어인 면역은 말 그대로 병을 면한다. 혹은 병을 견뎌내다라는 말로 해석될 수 있습니다. 모든 생물이 가지고 있는 이 면역은 체내에서 생겨난 물질이거나 외부에서 들어온 물질에 대해 판단하여 대항함으로써 해당 물질을 무력화하거나 죽이는 작용을 해내는 매우 중요한 역할을 맡고 있습니다. 다시 말해 내 몸이 만들어내는 최적의 치료제라는 것입니다.

면역은 크게 두 가지로 구분할 수 있는데, 태어날 때부터 가지고 있는 선천성 면역과 예방 접종, 질병 치유 경력 등으로 얻는 후천성 면역(획득 면역)으로 나뉠 수 있습니다.

선천적 면역은 세포 스스로가 몸을 지키기 위해 만들어진 힘입니다.

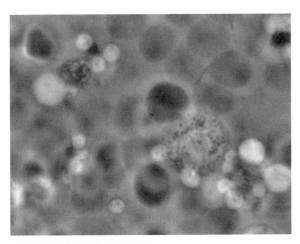
겨우살이 투여 2분 후 활성화 모습

흔히 들어 본 백혈구를 대표적으로 꼽을 수 있는데, 굳이 혈액까지 가지 않더라도 몸을 감싸고 있는 피부 또한 선천적 면역을 갖고 있습니다. 이외에도 침, 눈물 등의 점액 조직, 위에서 음식물을 녹이는 강산성 위액, 혈액의 보체(Complement), 균을 잡아먹는 대식세포나 백혈구, 감염된 세포를 죽이는 K-세포 등 수많은 선천 면역이 우리의 몸을 지켜주고 있습니다. 실제로 우리 몸에 들어오는 대부분의 감염은 바로 이 선천면역이 막아주고 있습니다.

후천적 면역은 또 자연 면역과 인공 면역으로 나누어지는데, 자연 면역은 질병 치유 경력 즉, 한 번 병에 감염된 경력에 의해 후천적으로 얻게 된 면역력입니다. 우리가 예방 접종을 하는 원리도 이 자연 면역의 일종으로 효과를 보게 되는 것입니다. 예방 접종 주사는 인공적으로 동일성을 갖는 병원균을 약하게 만든 항원을 주입하는 것으로, 우리 몸은 그 약한 질병을 치유하며 체내에 항체를 만드는 방식으로 질병의 특성을 기억해뒀다가 이후에 같은 질병에 감염되게 될 경우 미리 만들어 둔 항체에 의해 발병하지 않고 면역세포들이 효과적으로 막아주는 역할을 하는데 이는 억제 T세포(Supresser T-cell)이 담당하고 있습니다. 선천 면역과의 가장 큰 차이점은 선천면역은 기억작용이 없지만, 후천성 자연면역은 B-세포가 질병을 일으키는 세포를 기억했다가 해당 세포를 죽인다는 차이가 있습니다.

누구나 한 번쯤은 앓아 본 감기부터 죽음에 이르는 치명적인 병인 암까지 질병은 모두 개인의 면역력에 영향을 크게 받는데, 바로 이 면역력은 물리적인 영양소 섭취나 신체적 건강 상태에만 국한되지 않고 정신적 질환, 스트레스, 심지어 개인의 성격까지 영향을 받는다는 것은 이미 오래 전부터 잘 알려진 사실입니다. 겨우살이를 연구하는 많은 학자들이 겨우살이의 많은 효과 중 단연 최고로 꼽는 것이 면역성 개선에 따른 삶의 질 향상인 만큼, 겨우살이에 대해 알아야 할 것만큼이나 중요한 것이 면역이 무엇이고, 왜 중요한지에 대해 알아야 합니다. 지금부터 면역에 대해 알아보겠습니다.

❧ 우리 몸과 면역 기관

면역이 무엇인지 알아보기 전에 우선 우리 몸에서 어느 부분이 면역을 담당하는 면역기관인지 설명드리겠습니다.

면역 기관의 가장 중심이 되는 곳은 바로 단단한 뼈로 철저히 보호하고 있는 곳, 골수(骨髓)입니다. 뼈 안의 공간에 가득 찬 골수는 매우 부드러운 조직으로 이루어져 있는데, 이곳에서 대부분의 적혈구와 백혈구가 만들어지며, 그 기본이 되는 줄기세포 또한 골수에서 만들어지게 됩니다. 이곳에서 만들어진 줄기세포는 마치 아기와 같이 어려 어떻게 성숙해지냐에 따라 제각각의 기능을 발휘하게 됩니다. 이곳에서 만들어진 미성숙 백혈구인 림프구가 골수를 나와 심장과 대동맥의 앞에 있는 흉선으로 들어가게 됩니다. 이곳에서 미성숙 림프구는 성숙하게 되고, 성숙해진 림프구는 흉선을 나와 몸의 곳곳으로 돌아다니며 면역 활동을 시작합니다.

우리 혈액을 잘 분리하면 흰색의 층이 생기는데, 이곳에 있는 세포들을 백혈구라고 부릅니다. 바로 이 백혈구가 우리 몸을 지키는 병사들이죠. 이 백혈구 세포는 또 T-세포, B-세포로 나뉘게 되고, 자연살해세포, 대식세포, 수지상세포, 호중구, 호염기구, 호산구 등 세부적으로 나뉘게 됩니다. 앞서 소개한 흉선을 나와 각 말초에 분포하는 림프구를 T-림프구 또는 T-세포라고 부르는데, T는 흉선(Thymus)을 뜻하는 머리글자입니다. 흉선에서 나온 세포, 림프구라는 말입니다. 골수에서 나온 모든 미성숙 림프구가 모두 흉선으로 가서 T-세포가 되는 것은 아닙니다. 일부는 맹장 아래에 있는 충수, 장에 연결되어 있는 림프구 집합체인 페이어 판(Peyer's Patch) 등 장관 림프조직에 분포하게 됩니다. 여기서 장관은 거트(Gut), 소화기관인 장을 의미합니다. 이곳에 살게 된 림프구들을 총칭하여 B-림프구, 혹은 B-세포라고 부르고, B는 골수가 있는 뼈(Bone)를 의미합니다.

B-세포와 T-세포는 각각 담당하는 기능이 달라 구분을 짓는데, B-세포의 경우 우리 몸의 혈액을 타고 온몸을 돌아다니며 감시하는 역할을 하는 항체를 생산합니다. 여기서 '항원'이라는 말과 '항체'라는 말을 기억해야합니다. '항원'은 쉽게 얘기해서 외부에서부터 몸에 들어온 병원균이고, '항원'에 의해 헬퍼 T세포(Helper T-cell)의 도움을

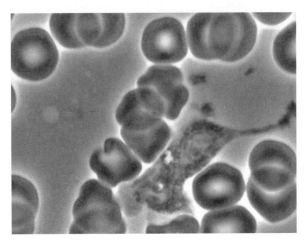

대식세포의 대식작용 : 균, 바이러스, 노화세포를 잡아먹고 있다

받아 억제 T세포는 B – 세포를 통해 그에 대항하는 '항체'를 생산하게
됩니다. 이렇게 B – 세포가 항체를 생산하는 면역 반응을 체액성 면역
(Humoral immunity)이라고 합니다.

그에 반해 T – 세포는 바이러스 등의 유해성 세포를 제거하는 면역
반응으로 대식세포, 자연살해세포 등 면역세포와 함께 출동하여 균
과 바이러스를 잡아내는 면역 작용을 하는데 이를 세포성 면역(Cellular
immunity)이라고 합니다. T – 세포와 함께 출동하는 대식세포는 항상
혈액과 함께 돌아다니며 체내에 침입한 균이나 바이러스뿐만 아니라
노화세포 등을 먹어치우며, 그 정보를 림프구에 전달, 항체를 만드는
것에 도움을 주는 용감한 세포입니다. 자연살해세포(Natural killer cell)
는 세포에 대한 구분을 자기(自己)성과 비자기성으로 구분하여 비자
기성 세포를 용해시키는 공격세포입니다. 공격 기준을 원래 내 몸이었
는지, 아니었는지를 따지기 때문에 각종 이식수술에 반발(Rebound)반
응을 일으키는 다소 골치 아픈 세포지만, 외부의 침략으로부터 몸을

지키려는 충성스러운 세포입니다.

　이런 면역반응들은 생리활성 조절물질인 사이토카인(Cytokine)에 의해 조절됩니다. 사이토카인 역시 T-세포 등과 같은 면역세포에서 생성되는데, 인터루킨(Interleukin), 인터페론(Interferon), 종양괴사인자(Tumor necrosis factor) 등으로 나뉘며 각 사이토카인은 다른 사이토카인들과 교류하며 서로의 합성 및 기능에 영향을 미치며 복합적으로 작동하는 세포입니다.

치료사례

잦은 감기와 잔병을 겨우살이로 넘기다

강수아 _ 27세, 여, 경기도 수원시 영통구, 가명

　저는 평소에 감기 한 번 걸리지 않고 잔병없이 살아왔습니다. 그런데 대학 1학년 때 감기를 심하게 앓아 고생한 적이 있었습니다. 하지만 대수롭지 않게 생각했습니다. 그 후 대학 다니고, 자취를 하면서 조금씩 건강에 이상이 생기기 시작하였습니다. 생각해보니 과제로 밤도 많이 새고 끼니도 거르고 그런 적이 좀 많았습니다. 그럼에도 불구하고 불규칙적인 생활을 하다보니 간단히 며칠 갈 감기가 2주, 3주까지 가는 거였습니다. 스스로도 체력이 좀 떨어졌다고 느끼긴 했지만 끼니 거르지 않고 밤샘 과제 조금 줄이면 괜찮겠지 했습니다.

　그리고 실제로도 괜찮아지는 듯 하였지만 2~3년을 그런 식으로 불규칙적인 생활을 계속하다보니 일정 부분 나아지고 끝이더라고요. 다시 반복되는 생활에 4학년 2학기에는 시험공부를 하다 속이 쓰려서 병원에 가보니 위염 증상이 있다고 하여 약을 받아와서 먹었는데 이게 습관성이었는지 한 번 위염이 걸리니 계속 걸렸습니다. 의사 선생님께서는 스트레스 때문에 그럴 수도 있다고 하셔서 최대한 신경쓰지 않으려고 노력해도 쉽게 되지를 않았습니다. 그래도 나름 신경 쓴다고 비타민제도 먹어보고, 부모님이 배즙이나 양파즙도 보내주셔서 먹어봤지만, 취업 준비하는 내내 감기와 위염은 계속 되었습니다. 그리고 마침내 취직이 되어 직장에 다니게 되었는데 평소에도 있던 만성피로가 직장을 다니면서 더 심해지고 혈압도 점점 떨어져서 저혈압에, 아침에 일어나기 너무 힘들어졌습니다. 어느 날은 머리를 감다 머리카락이 뭉텅이로 빠져서 놀랐던 적도 있고 건조한 날에는 기침이 유독 심해지는데, 그런 날에는 기침을 하고 나면 누가 온 몸을 비틀어버리는 듯 폐가 조여와 호흡이 곤란해질 정도로 심해지기도 했습니다. 병원을 가서 약도 받아먹고 주사도 맞고 했지만, 딱 그 순간만 괜찮아지고 다시 재발하는 거였습니다.

잔병들이 나아질 기미를 안 보이던 중에 생리까지 주기도 안 맞고, 2~3달 안 하는 경우가 늘어났어요. 두 달 정도는 스트레스 때문에 왔다 갔다 하는 거라 생각하고 일에 집중 하려했지만 어느 순간부터 주기가 늘어나더니 밤에 잠도 잘 못 자겠고 이유 없이 얼굴이 화끈 거리고 짜증이 났습니다. 나중에는 몸도 화끈화끈 해서 겨울에 괜히 손부채질이나 하고, 짜증도 막 나고, 생리도 오래도록 안해서 결국 병원을 찾게 되었습니다. 그리고 아직 젊은 나이의 저는 조기 폐경 초기 증상이라는 진단을 받게 되었습니다. 요즘 젊은 여성들 중 조기 폐경으로 고생하는 분들이 있다고는 들었지만, 설마 제가 그 증상이 올 거라고는 상상도 못했기에 그 충격은 상당하였습니다. 아직 완전한 폐경은 아니라 약도 주기적으로 복용하고, 호르몬 주사도 맞고 호르몬 작용에 좋지 않다는 카페인은 피하고, 채식 위주로 식사를 하려고 노력했습니다. 블로그도 돌아다니고, 검색도 해서 조기 폐경에 좋은 보조 식품이나 약을 찾아보던 중, 자궁 물혹으로 고생하던 친구가 자기가 효과를 봤다며 겨우살이 추출액을 추천해 주더군요. 자기는 수술해야할 정도였는데 꾸준히 복용했더니 생리통도 줄고 물혹 크기도 줄었다고 하였습니다.

솔직히 초반에는 이게 잘 듣는 게 맞나 싶을 정도로 효과가 나타나지 않았지만 친구가 어차피 샀으니 한 달만이라도 믿고 먹어 보라고 다독여주어 한 달을 꾸준히 먹었습니다. 그리고 재검진을 위하여 병원에 갔는데 다행히도 검사결과는 호전되고 있다고 하였습니다. 의사 선생님은 나아지는 중이니 마음 급하게 먹지 말라고 하셨고 그래서 저는 또 한 달을 꾸준히 하루도 빠짐없이 겨우살이 추출액을 먹었습니다. 그때부터 스스로도 느낄 만큼의 효과를 조금씩 보기 시작하였습니다. 생리 주기뿐 아니라 직장 다니면서 더 자주 나타난 습관성 위염 증상도 줄기 시작하였습니다. 툭하면 속이 쓰려서 약을 달고 살았는데 약을 안 먹어도 괜찮았습니다. 위액이 역류한 적도 빈번했는데, 겨우살이 추출액 먹는 중에는 그런 적이 한 번도 없었습니다.

그래서 3개월째까지 꾸준히 복용하였습니다. 매번 골골 거렸던 감기의 회복기간도 점점 짧아져서 기침하느라 잠에서 깬 적도 많았는데, 덕분에 잠도 잘 자게 되어 피로도 덜 느끼고, 아침에 깨면 피로가 회복되어 몸이 가벼워졌음을 느낄 수 있었습니다. 그리고 한 달에 한 번씩 병원에 가서 검진을 받으며 혈압을 재는데 저혈압이었던 제 혈압지수가 정상혈압으로 돌아왔습니다. 그래서 4개월 동안 계속 복용하게 되었습니다. 전반적으로 몸의 상태가 좋아짐을 느끼게 되니 겨우살이가 폐경에 큰 효과가 없다고 해도 좋았었고 계속 복용해야겠다는 생각을 하게 되었습니다. 그런데 놀랍게도 5개월째 접어드니까 생리 주기는 원래대로 돌아오고, 병원에서도 이제 관리만 잘 하면 된다고 하였습니다. 그리고 폐경 증상이 나타나면 치료로 낫게 되더라도 임신을 못하게 되는 불임증상이 올 경우가 있는데 다행히 그건 아닌 것 같다고 하시면서 관리 열심히 했다고 하더라고요.

만약 처음 그 한 달을 못 버티고 안 먹었으면 어떻게 되었을까? 라는 생각을 하면 겁이날 정도로 저는 겨우살이의 효과를 보게 되었습니다. 겨우살이를 권해준 친구에게는 고마운 마음뿐입니다. 면역강화에 좋다더니 그 때문인지 저는 지금 잔병치레 하던 것들을 떨쳐내고 열심히 직장 생활을 하고 있습니다.

만약, 세균이 침입한다면?

우리 몸은 스스로를 지키기 위해 매우 복잡하게 얽힌 체계로 이루어져 있습니다. 몸의 이상 신호가 감지되는 순간 모든 세포는 그 이상을 바로잡으려 총력을 기울이며 이 체계는 굉장히 빠르게 반응합니다. 이렇듯 면역체계의 목적은 단 하나. 신체의 정상적인 작동을 위해 역할을 다하는 것입니다. 이렇게 충성적인 면역세포들의 구분 기준은 앞서 말씀드린 자기성과 비자기성으로 구별하게 됩니다. 체내 세포분열 단계에서 돌연변이를 일으켜 종양화 된 암세포 역시 일반적이지 않은 비자기성 세포로 인식하고 총력을 기울여 제압하려 애쓰는 것입니다. 실제로 일부 학자의 주장에 따르면, 우리 몸에서는 하루에도 몇백 개의 암세포가 자라나지만 이 면역체계에 의해 관리되어 오고 있다는 주장도 있습니다.

그러면, 일상생활에서 흔히 있을 수 있는 상처인 칼에 베인 상처는 몸속에서 어떤 면역반응이 일어나 스스로 치료하는지 알아볼까요?

칼에 베이게 되면 피부가 절개되고, 해당 부위에서 출혈이 있게 됩니다. 여기서부터 면역방어작용이 일어나게 되는데, 우리 몸의 피부 역시 외부 유해물질로부터 지키기 위한 1차 면역수단입니다. 여기서는 이 1차 방어수단이 파괴되었습니다. 절개가 되는 순간 우리 몸은 해당 부위를 붓게 만드는 부종반응을 일으키고 혈액 속의 혈장반응을 통해 응고시켜 절단된 피부세포를 복원시키고 외부에서의 세균 침입을 막으려 노력합니다. 하지만 칼날에 묻어있던 세균들이 벌써 피부 층을 뚫고 들어오기 시작합니다. 이때 혈액과 함께 온몸을 감시하던 백혈구인 대식세포, 또는 수지상 세포가 균을 잡아먹으러 이동합니다. 그리고 체내로 침투하던 세균을 발견하고, 해당 세균이 원래 우리 몸의 것이었는지를 판단한 다음 잡아먹어버립니다. 그러는 동안 상처는 혈소판에 의해 굳어 닫히고, 대식세포를 요리조리 피해 체내에 들어온 균 또한 어딘가를 돌아다니고 있던 백혈구에 의해 처리됩니다. 이렇게 간단해 보이는 일련의 과정을 통해 우리 몸은 스스로를 회복하는

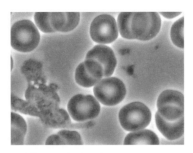

대식활동 중인 면역세포

것입니다.

그러면 우리는 왜 파상풍에 걸리게 될까요? 대식세포라고 해서 모든 균을 잡아먹을 수 있는 것은 아닙니다. 오히려 강력한 균들은 역으로 대식세포를 잡아먹어버리기도 하는 등 백혈구가 모든 균에 만능인 면역은 아닙니다. 그렇기 때문에 더욱 면역체계를 강화해서 강력한 균에도 대응할 수 있는 면역력을 키워야 하는 것입니다. 그러면, 대식세포가 대응하지 못하는 상황을 가정해볼까요?

우리의 몸에서 처음 보는 새로운 바이러스가 발견되었습니다. 긴급히 대식세포가 출동하였지만 잡아먹지 못할 정도로 강력한 바이러스입니다. 대식세포는 그 순간 자신을 도와 연락을 취할 수 있는 보조 T-세포를 활성화하기 위해 인터루킨-1이라는 물질을 분비합니다. 인터루킨-1을 통해 보조 T-세포가 활성화되고, 활성화된 보조 T-세포들은 인터루킨-2를 분비하여 킬러 T-세포를 활성화시키는 동시에 B-세포를 자극합니다. 이렇게 출동하는 킬러세포는 강력한 파괴세포로 K-세포라고도 불리는데, 다른 면역 세포들이 바이러스에 감염된 세포를 자기세포로 인식하여 공격하지 않더라도 킬러세포는 공격하게 됩니다. 이렇게 킬러세포가 바이러스와 싸움을 하는 동안 대식세포는 해당 바이러스의 항원 정보를 헬퍼 T세포에게 헬퍼 T세포는 또다시 억제 T세포에게 분석을 의뢰하여 보조 T – 세포를 통해 B – 세포로 전달하게 됩니다. 신호를 전달받은 B – 세포는 그 즉시 해당 정보를 분석하여 그에 맞는 항체를 생산하여 바이러스를 공격하게 됩니다. 이렇게 생산된 항체는 사라지지 않고 몸에 남아 그 후에 같은 바이러스가 침입하게 되면 즉시 처리할 수 있도록 우리 몸을 감시하게 됩니다.

위와 같이 감염이 되었을 때 1차적으로 해당 감염에 대응하는 세포들을 항원제공세포(Antigen presenting cell)라고 부르는데, B – 세포, 대식세포, 수지상세포 등이 바로 이 항원제공세포의 대표들입니다. 항원제공세포들이 제 기능을 하지 못할 경우 초기에 감염을 막지 못해 발병하게 되고, 더 이상 이기지 못할 정도로 세균이나 바이러스가 강해질 경우 만성질환으로 발전하게 되는 것입니다. 그 때문에 항원제공세포가 매우 중요하다고 할 수 있습니다.

🌿 마음과 면역

고도로 발달한 현대 의학기술로도 밝혀내지 못한 인체의 비밀이 바로 뇌와 마음. 즉 정신학적 분석입니다. 불과 수세기 전까지만 해도 정신병에 대해 악마의 저주나 빙의 등으로 해석하여 치료는커녕, 전염을 의심했다고 합니다. 현대 의학이 발달하고, 과학기술의 발전으로 인해 수많은 의학자들은 뇌와 마음에 주목하기 시작하였습니다. 그로 인해 뇌가 전기적 신호에 의해 인체를 총괄하고 있으며, 뇌의 어떤 부분이 무엇을 담당하는지까지 해석하기 시작했습니다. 이런 연구 결과로 스

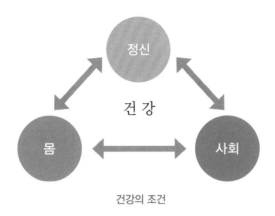

건강의 조건

트레스는 정신의학에서 필수적인 요소로 정립되었습니다. 또 그에 따른 신체적 변화까지 일어난다는 사실을 의학자들이 밝혀냈고, 정신과 신체적 건강의 상관관계를 계속해서 연구하고 있습니다.

그에 따라 정신 건강이 신체 건강과 밀접한 영향이 있다는 것은 이미 정설이 되었습니다. 독자도 경험한 적이 있을 겁니다. 잔뜩 집중해 큰일을 치르고 나면 그제야 몸이 아프기 시작한다거나 신경성 소화불량 혹은 스트레스를 심하게 받으면 질병까지 겹쳐진 경험 말입니다.

이러한 현상을 분석하는 의학도 생겨났습니다. 바로 정신신경면역학(Psychoneuro-immunology, PNI)입니다. 세계적으로 권위 있는 기구인 세계보건기구(WHO) 역시 건강을 신체, 정신, 사회 환경으로 분류하는 등 정신적 측면은 신체건강과 밀접한 관계가 있음을 정설로 받아들이고 있습니다.

이 이야기를 하기 전에, 자율신경계에 대한 설명이 필요할 것 같습니다. 자율신경계란 말초신경계의 한 부분으로, 동물이 스스로 의식하는 일 없이 생명 유지에 관해 자율적으로 운동하는 신경계를 의미하는데, 심장이 뛴다거나 숨을 쉬고 소화를 하는 등의 행동을 말합니다. 면역체계 역시 자율신경에 의한 생존과 관련이 있습니다. 바로 이 자율신경계는 또 교감신경과 부교감신경으로 나뉘는데, 각각의 활동을 예로 들자면 교감신경은 활성화 될 경우 심장 박동이 빨라지는 효과가 나타나고 부교감신경이 활성화 될 경우 심장박동이 느려지는 등 교감-부교감 신경 간의 조화가 잘 이루어져야 건강하다고 할 수 있는 것입니다.

갑자기 정신에 대한 이야기를 하다가 신경계 이야기로 넘어가게 되었는지에 대해 궁금할 것입니다. 바로 정신 건강이 이 자율신경계와 밀접한 관련이 있다는 것이 연구에 의해 밝혀지고 최근에도 계속되는 연구가 이어지고 있기 때문입니다.

스트레스라는 단어를 들었을 때 부정적인 의미로 다가오지 않나요? 머리가 지끈거리고, 다른 병도 올 것 같은 생각이 들 수 있습니다. 미국의 저명한 심리학자 토머스 홈스(Thomas Holmes)와 리처드 라헤(Richard Rahe)가 공동 고안한 홈스-라헤 스트레스 테스트(Holmes and Rahe Life Change Scale Stress Test)는 세계적으로 많이 인용되고 쓰이는 스트레스 측정 기준 중 하나로, 가장 큰 스트레스 원인이 배우자의 사망으로 100점을 차지하고 있으며, 이혼, 별거가 그 뒤를 잇는 등 부정적 상황이 가득해 보이지만, 자세히 보면 의외의 스트레스도 있습니다. 인생의 가장 아름다운 날이며 많은 사람의 축복을 받아 마땅한 결혼이 스트레스 점수 50점으로 친한 친구의 죽음 점수 37점에 비해 굉장히 높은 점수를 차지하고 있으며, 개인적인 성취에 대한 스트레스 점수도 28점으로 직장상사와의 갈등 점수인 20점보다 상위에 위치하고 있습니다. 심지어 휴가(13점)나 크리스마스(12점)에 대한 스트레스

지수 또한 책정되어 있으니 스트레스라는 게 굳이 부정적 상황에서만 오는 것이 아니라는 걸 알 수 있습니다. 결국 삶을 살아간다는 건 스트레스의 연속이라고 해도 과언이 아닙니다.

과연 스트레스는 부정적인 것일까요? 오히려 적당한 스트레스는 교감신경을 자극하게 되어 두뇌활동 촉진을 불러오고, 몸에 활력을 준다는 연구보고도 있습니다. 다만 과도한 스트레스는 중추신경에 자극을 주어 부신피질호르몬 분비를 촉진시키는데, 이 부신피질호르몬은 스테로이드 성분이 있어 면역체계에 의해 제거되어야 할 악성세포까지 보호하게 되어 건강을 해치게 하기도 합니다. 결국 스트레스는 적당한 조화를 이루며 유지될 때 건강을 유지할 수 있게 된다는 말이기도 합니다.

그러면 구체적으로 스트레스는 우리 신체에 어떤 영향을 미치는 것일까요? 최근까지 연구된 스트레스와 중증 질환의 상관관계는 정설로 굳혀진 바가 드물어 언급하기에 조심스럽지만, 명확한 증거를 찾지 못했을 뿐 밀접한 연관이 있다는 것이 의학계의 주된 의견입니다.

과도한 스트레스를 받게 되면 각종 호르몬 분비의 불균형을 가져오고 아드레날린호르몬과 자유 래디컬(Free radical)의 분비가 이루어지는데, 아드레날린호르몬은 혈관 내의 산소를 소모시키는 호르몬입니다. 예를 들면 신체가 스트레스를 받는 순간 몸에서는 그 문제를 해결하기 위하여 모든 대사활동을 생명유지에 필요한 10~20% 정도를 쓰고, 나머지 80~90%는 스트레스 해소에 집중하게 됩니다. 그러므로 싸움을 한다고 가정했을 때 또는 격투기 선수들이 싸움이나 시합을 할 때 상대방에게 얻어 맞게 되면 평상시에는 아픔을 느끼는 몸도 스트레스 상태에서는 아픈 느낌을 못 느끼게 되는 것입니다. 그래서 혈액 내 산소가 부족해지는 순간 우리 몸은 외부에서 산소를 끌어오기 위해 숨을 헐떡이게 되고 통증도 감각신경이 정지된 상태가 되어 통증을 못 느끼게 되는 것입니다. 이러한 신체적 변화에 의해 면역기능 이상 등의 부작용이 발생할 수 있습니다. 자유 래디컬이란 단백질 분자와 세포, 효소들을 파괴하는 고도 반응 분자를 일컫는 말인데, 과도한 자유 래디컬 분비로 인한 손상은 류머티즘관절염의 원인이 되기도 하며 또한 림프구 반응이 감소하고 그에 따라 면역저하로 이어지게 됩니다.

만약 이러한 스트레스가 매우 일시적 현상으로 일어나며, 그로 인한 일시적 변화에 그치면 오히려 다행일지 모릅니다. 장기적 만성질환을 앓게 되는 사람은 치료에 대한 신체·정신적 부담으로 인해 상당한 스트레스가 발생하고, 그에 따라 치료에 전념해야 할 면역 체계가 모두 제 기능을 못하는 최악의 상태에 이를 수 있으며, 이런 진행은 결국 상황을 악화시키게 됩니다. 그 때문에 장기 치료를 받는 사람일수록 신체·정신·사회적 관리가 필수적으로 동반되어야 하는데, 인지 의학이나 인도적 치료 등이 최근에서야 영역을 넓히기 시작하면서 아직 인도적 치료의 혜택을 받지 못하는 만성 환자들의 경우 아직도 점점 신체기능이 악화되는 상황으로 이어지고 있습니다.

정신적 스트레스와 면역기능의 상관관계는 여러 동물실험과 임상실험을 통해 그 신빙성을 충분히 얻고 있습니다. 그 결과, 중추신경이 직접 림프조직을 지배하거나 스트레스로 인해 호르몬 변형이 일어나는 것으로 추측하고 있습니다. 수많은 임상실험이 이를 뒷받침하고 있는데, 스트레스가 줄어든 만성 환자군에 대한 실험에서 말기 암 환자의 삶의 질 향상 등 매우 긍정적인 효과가 드러나 환자의 수명이 예상보다 눈에 띄게 늘어나는 등 그 효과는 사실상 인정받고 있다 해도 과언이 아닙니다. 그러나 질병이 지속된 기간이 길거나, 더 이상 치료를 받을 상황이 되지 않아 괴로움 속에 죽음을 기다리는 환자도 많은 것이 현실입니다.

특히 암, 뇌졸중, 중풍, 고혈압, 심근경색, 당뇨, 피부 질환 등 만성적이거나 치사율이 높은 병에 걸린 환자의 경우 지속되는 고통이나 미래에 대한 부정적 생각 등 스트레스가 매우 높은 상태가 지속되므로 질병의 상태가 더욱 악화되는 경우가 대부분입니다. 이렇게 깊은 스트레스에 빠진 환자들을 관찰해보면, 설령 치료에 의해 호전적 반응이 일어난다 하더라도 스트레스에 의해 다시 악화되거나 치료의 속도가 더디게 되는 경우를 지켜보면 정말 안타깝기 그지없습니다.

❥ 암도 면역으로 치료한다고?

현대인의 사망 요인 1위를 차지하는 암은 의학기술이 첨단화 된 현재까지 완벽하게 정복을 하지 못한 아주 심각한 병입니다. 우리가 흔히 들어 온 암은 과연 무엇을 뜻하는 말일까요?

암의 다른 말은 악성 종양입니다. 암은 그 자체로도 신체에 엄청난 악영향을 끼치고 사망에까지 이르게 하지만, 그만큼이나 무서운 것은 암의 재생력과 다른 기관으로 쉽게 옮아 가는 전이성에 있습니다. 암을 뜻하는 영단어는 Cancer입니다. 이 단어를 최초로 사용한 사람은 의학의 아버지라 불리는 고대 그리스의 의사 히포크라테스입니다. 그는 종양을 관찰한 뒤 '마치 게의 등껍질과 같이 생겼다'고 하여 암을 이르는 명칭이 '게'를 뜻하는 캔서(Cancer)가 되었다고 합니다. 또한 암(癌)

이라는 한자를 풀어보면 병을 뜻하는 '疒'+口+口+口+山입니다. 사람은 본래 입이 하나인데 글자에서처럼 입이 셋이므로 많이 먹는 것을 뜻합니다. 산처럼 많이 먹어서 생기는 병이 '암'인데 이를 악성 종양이라고 합니다. 이 악성 종양은 세포의 돌연변이 현상에 의해 발생합니다. 사람의 몸에는 60조 개의 세포가 있는데 세포가 분열을 하면서 암이 생길 수 있다는 말이기도 합니다. 세포에 의해 발병하는 질환이기 때문에 당연히 동·식물 또한 피해갈 수 없는 병입니다. 그렇다면 세포가 돌연변이를 일으키면 모두가 암에 걸리는 것일까요? 답은 '아니요'입니다. 세포가 돌연변이를 일으키는 원인은 셀 수 없을 만큼 다양한 원인들이 있습니다. 60조 개의 세포 중 하나라도 돌연변이를 일으키면 암이 된다고 하니 끔찍하지만, 다행히 우리 몸은 세포가 돌연변이를 일으킬 경우 면역 감시기구의 면역 체계에 의해 제거되고 있습니다. 이런 몸을 바로 '건강한 몸'이라고 하는 것입니다. 다만 생활습관이나 유전적 요인으로 인해 발생하는 돌연변이 세포가 몸의 면역 감시기구가 관리할 수 있는 양을 넘어 설 경우에 발병하게 되는 것이죠.

그렇다면 암을 치료하는 방법은 무엇이 있을까요? 수술에 의한 절단, 항암제 치료 및 복용, 방사선 치료 등 암세포를 파괴하는 방법이 흔히 알려진 방법이지만 이러한 방법들은 신체에 엄청난 무리를 주게 되어 병의 후유증이 또 다른 병을 불러오기도 합니다. 모든 병의 가장 좋은 치료법은 자연치유입니다. 몸을 건강한 상태로 되돌려 면역 체계를 정상화시키고 몸 스스로가 치유될 수 있도록 유도하는 방법입니다. 암이라고 예외일 수 없습니다. 애초에 암세포 역시 신체의 면역 관리 기구에 의해 억제되고 치료되어 온 세포이기 때문에 가장 확실하고 후유증이 없는 방법이라 할 수 있죠. 몸을 건강하게 되돌리기 힘들 정도로 암의 진행도가 빠를 경우에 항암 치료와 함께 면역체계를 되돌릴 경우 더욱 큰 효과를 발휘할 수 있습니다.

♣ 겨우살이와 면역

앞서서 우리 몸에 면역이 얼마나 중요한지 길게 말씀드렸는데, 왜 겨우살이를 소개하는 책에서 겨우살이 얘기는 쏙 빼놓고 면역만 어려운 말을 써가며 장황하게 설명하는지 궁금할 것입니다. 겨우살이가 그저 면역력에 좋다고 입으로 전해오는 약초이기 때문에 좋습니다 하고 얘기하는 것보다 왜, 어떻게, 어떤 성분이 작용하는지에 대해 더욱 자세히 알려드리기 위해서입니다. 겨우살이의 모든 성분이 의학적으로 그 효능이 완벽하게 정리되지 않을 정도로 많다고 전해지지만, 현재까지의 연구 결과에 의하면 겨우살이가 가장 주효하게 작용하는 것이 바로 이 면역체계의 개선에 의한 질병회복에 있기 때문에 어려운 의학적 용어를 써가며 설명해드렸습니다. 그렇다면, 본격적으로 겨우살이가 면역체계에 왜, 어떻게 작용해서 긍정적 영향을 미치게 되는지에 대해 알아보겠습니다.

먼저, 앞서 말씀드렸던 면역 체계에서 선봉대 역할을 맡고 있으며, 가장 중심이 되는 역할을 하는 대식세포와 겨우살이는 밀접한 관계가 있습니다.

외부에서 들어오는 세균이나 박테리아 등에 가장 먼저 반응해 대항하며, 신체 내의 죽은 세포를 깨끗이 청소하여 새로운 건강한 세포가 자리를 잡도록 도와주는 대식세포는 면역체계에 있어서 파수꾼과 같

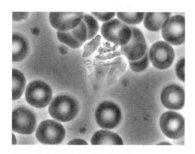

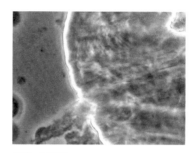

단백질에 의해 응집된 적혈구   혈액 내 혈전

은 역할을 하고 있습니다. 바로 이 대식세포는 겨우살이에 함유되어
있는 '겨우살이 렉틴'이라는 성분과 굉장히 밀접한 관계를 맺고 있는
데, 이 겨우살이 렉틴에는 건강한 세포의 분열을 자극하여 더욱 많은
면역세포를 만들어내는 '인터루킨'이 들어있기 때문입니다. 체내에 흡
수된 인터루킨은 그 종류에 따라 대식세포의 활동을 돕는 보조 T세포
의 활성을 돕거나, 보조T세포로부터 명령을 받는 킬러세포 등의 활성
을 돕기 때문입니다. 겨우살이 렉틴에 의해 강해진 대식세포와 보조 T
세포는 더욱 민첩하고 정확하게 몸속의 유해물질을 흡수할 수 있게 되
어 예방에 아주 좋은 효과를 발휘하며, 이미 감염되어 약해진 면역세
포 역시 겨우살이 렉틴에 의해 활성화 되어 치료효과에 힘을 보태고
있습니다.

　말씀드린 것처럼, 겨우살이의 렉틴 성분은 대식세포와 밀접한 관계
에 있습니다. 면역체계의 출발지점인 대식세포의 활성화를 돕는 겨우
살이는 대식세포와 같은 작전을 펼치는 각종 T-세포들과도 긍정적
작용을 일으키게 됩니다. 여기서 매우 중요한 T세포를 불러들이는데,
그것이 바로 킬러 T-세포입니다. 다른 면역세포와 달리 킬러 T-세
포는 자체적으로 오판을 하지 않고 강력한 힘으로 세포를 죽이는 힘을

갖고 있기 때문에 결국 킬러 T - 세포의 힘이 면역력과 밀접한 관계가 있는 것입니다. 심지어 킬러 T - 세포는 퍼포린이라는 물질을 분비하여 숨어 있는 암세포들을 찾아내 암세포를 파괴하는 강력함을 갖고 있으니 면역체계에 있어서 최종병기라고 해도 손색이 없을 것입니다.

겨우살이에는 어떤 면역성분들이 있을까?

렉틴(Lectin)

겨우살이의 성분 중에서 가장 중요한 성분을 꼽으라면 겨우살이 렉틴이 있습니다. 렉틴은 탄수화물 중에서도 분자가 작고, 물에 녹는 수용성 물질에 단맛이 나는 화합물인 당류가 들어있는 단백질이며, 겨우살이 렉틴은 이름대로 겨우살이에만 있는 단백질입니다. 이 단백질은 오래된 줄기 부분과 기생뿌리(숙주식물 조직에 들어가서 영양을 흡수할 수 있도록 특수화된 기생식물의 뿌리 부분)에 즉, 겨우살이의 중심부에 많이 함유되어 있습니다.

렉틴은 암세포 증식을 억제하는 것이 주 역할입니다. 렉틴은 세포 독소로서 작용을 하는데, 렉틴의 이러한 역할은 면역 체계에 영향을 끼칩니다. 부분적 독성이 있는 렉틴은 네 가지로 구분됩니다. 바로 겨우살이 렉틴 I, 겨우살이 렉틴 II, 겨우살이 렉틴 III, 겨우살이 렉틴 IV입니다. 이 네 가지에는 각각 20개 이상의 서로 다른 개별 성분이 포함되어 있습니다. 특히, 겨우살이 렉틴 Ⅳ(키틴)는 세포 독성작용보다 주로 면역을 증강시켜주는 물질입니다.

겨우살이의 렉틴 함량은 겨우살이가 가장 생기 왕성한 겨울철에 가장 높습니다. 특히 이 시기에 짧은 싹과 줄기 부분의 렉틴의 함량은 주목할 만합니다. 그러나 숙주에 따라서 렉틴의 함량은 천차만별입니다. 예를 들어 소나무에서 자라는 겨우살이의 렉틴 함량이 가장 적으며 이 겨우살이에는 겨우살이 렉틴 Ⅲ만 포함되어 있습니다. 반면 포플러, 참나무, 물푸레나무, 보리수에서 자라는 겨우살이는 렉틴 Ⅰ, 렉틴 Ⅱ, 렉틴Ⅲ의 함량이 두루 높게 나오지만, 그 중 겨우살이 렉틴Ⅰ의 함량이 제일 높습니다. 약용으로 자주 이용되는 사과나무 겨우살이의 렉틴 함량은 늦가을에서 겨울(11월과 1월) 사이에 가장 높은데 역시 짧은 싹과 줄기 부분에서 더욱 두드러지며 암컷 식물이 수컷 식물보다 더 많은 렉틴을 함유하고 있습니다.

주의할 점은 사과나무 겨우살이의 꽃과 열매에는 독성이 있는데, 식품의약품안전처의 고지에 따르면 식용으로 사용할 수 없게 되어 있다는 것입니다. 전문의약품을 제조하기 위한 재료로서만 사용이 가능합니다. 그러나 곡기생은 선택적으로 잎과 가지, 줄기가 식용으로 사용 가능한 것으로 고지되어 있습니다. 곡기생(槲寄生)은 참나무와 떡갈나무에 기생하는 겨우살이를 일컫는 말입니다. 식품의약품안전처의 고지가 아니더라도 정상적인 경로를 통해 믿을 수 있는 제품을 구입해 복용하는 것이 가장 안전한 방법일 것입니다.

사과나무 겨우살이의 열매는 겨우살이 렉틴Ⅰ만 함유하고 있습니다. 사과나무 겨우살이의 1년생 잎과 줄기는 겨우살이 렉틴Ⅰ과 Ⅲ가 풍부한 반면 비교적 오래된 줄기의 경우엔 겨우살이 렉틴Ⅲ가 우세합니다. 사과나무 겨우살이는 시간이 더해갈수록 렉틴 I 에서 렉틴Ⅲ로 함량이 높아집니다.

렉틴은 화학적으로 A사슬과 B사슬의 두 가지로 이루어져 있습니다. 이 두 사슬은 유황 함유 물질로 인해 결합되어 있습니다. A사슬은 암세포를 파괴하고, B사슬은 암세포의 표면구조와 접촉을 합니다. 겨우살이 렉틴 I과 III의 결합 능력은 서로 다릅니다. 이 둘의 능력은 암세포의 종양이 가진 당분 화합물의 종류에 달려있습니다. 또한, B사슬이 종양에 어떻게 다가갈 수 있는지에 달려있습니다. 이 때문에 겨우살이의 추출물들은 각각의 종양 종류에 따라 다른 효과를 나타내게 됩니다.

렉틴의 효능은 각종 실험을 통해 연구되어 왔습니다. 실험 결과 겨우살이에서 추출한 종합 추출물 내의 겨우살이 렉틴이 추출물 내 다른 성분에 비해 암세포를 파괴하는 강력한 효과를 가지고 있는 것으로 밝혀졌습니다.

암의 주요 증상인 종양에 특히 효과적으로 드러난 겨우살이 렉틴의 영향을 살펴보면, 겨우살이 렉틴은 초기에 매우 효과적으로 나와 있습니다. 렉틴의 주요 역할인 세포 증식억제와 세포 파괴 작용이 주로 영향을 미치는 초기 이후에는 그 역할이 점차 사라지며 몸의 면역강화에 더욱 효과적입니다. 이유는 간단합니다. 초기 겨우살이 렉틴의 세포 증식억제 및 파괴 작용에 몸이 면역성으로 바뀌게 되기 때문입니다. 항체를 형성한다고도 말할 수 있는 것인데, 몸은 본능적으로 겨우살이 렉틴이라는 외부 물질에 항체를 형성하기 시작합니다. 이 때문에 겨우살이 렉틴 내의 이질적인 단백질이 무력화되기 시작하고, 이 항체들은 점차 혈액 속의 당분 화합물, 단백질 화합물, 지방 화합물 등과 함께 렉틴을 흡수하기 시작하는데, 그 이후에는 암 억제라는 제 기능을 하기에 힘들어지는 것이지요. 그 때문에 초기부터 많은 양의 겨우살이 렉틴을 처방하는 것이 그리 도움이 되지 않는다는 말이 되기도 합니다. 오히려 적은 양으로 시작하여 점차 양을 늘려가는 것이 몸이 그에 적당한 양의 항체를 만들어내는데 더 오랜 기간이 걸리기 때문에 겨우살이 렉틴의 주요 효과를 더욱 길게 볼 수 있다는 말이 되기도 합니다.

렉틴은 독특하게도, 생명력과 번식력이 매우 강한 암세포를 죽이는 (세포자멸사 : Apoptosis) 속도를 촉진시키는 역할을 하는데, 기본적으로 세포의 죽음은 매우 자연스럽고 더욱 건강한 현상입니다. 모든 세포는 오래되면 죽어서 새 세포의 영양분이 되고, 죽은 세포의 자리를 새로운 세포가 차지하여 신체 건강 유지가 균형적으로 가능한 것입니다. 암세포들은 돌연변이 등으로 정상적 기전에서 벗어난 균형을 상실한 세포입니다. 그 때문에 세포의 증식작용인 분열만을 계속하고 죽음에 이르지 않아 전이와 종양 등이 발생하게 되는 것입니다. 암세포를 정복하는 것은 간단합니다. 바로 이 '죽음'을 알려주는 것이죠. 암세포가 죽음과 증식을 균형적으로 하기 시작한다면 암세포는 전이되는 일이 현저히 줄어들 것이며, 커져버린 종양이 줄어드는 효과까지도 기대할 수 있습니다. 다만, 가장 큰 문제는 그것이 그리 쉽지 않다는 것이며, 모든 세포에서 일률적으로 돌연변이 형체가 변경될 가능성이 매우 낮다는 것입니다.

겨우살이 렉틴이 어떻게 암세포에게 죽음을 유발하는지는 아직까지 명확히 밝혀진 바가 없습니다. 또한 겨우살이 렉틴이 모든 암세포에 동일한 작용을 하는 것은 아니며, 동일한 기술적 흐름으로 작용하는 것도 아닙니다. 뿐만 아니라 렉틴 자체가 앞서 말씀드린 바와 같이 수용성이라 쉽게 물에 녹아버려 그것을 섭취해서 종양 부위까지 적용되도록 옮기는 일도 쉬운 일이 아니죠. 그 때문에 겨우살이 추출물을 주사요법을 통해 직접 투여하는 방법이 가장 보편적으로 쓰이며 액상 추출물은 보조요법으로 사용합니다. 이미 수술이 늦어버린 종양의 경우에도 겨우살이 렉틴 성분을 직접적으로 종양 내에 주입하여, 흉수나 복강 등에도 각각 겨우살이 추출물을 직접 투여하여 호전되는 현상을 기대하는 것입니다. 특히 흉강 내 흉수의 경우에 겨우살이 추출물이 흉수를 발생시키는 내장의 주름진 부위에 효과적으로 스며들어 추가적인 흉수억제 효과를 볼 수 있습니다.

❋ 비스코톡신(Viscotoxin)

비스코톡신은 렉틴과 더불어 중요한 약효가 있는 겨우살이의 구성성분 중 하나입니다. 비스코톡신은 겨우살이 추출물 내에서도 여섯 가지의 종이 있는데, 암세포의 분해 작용을 도와주는 역할을 합니다. 그 때문에 비스코톡신의 유무 여부가 겨우살이 요법에서 매우 중요한 위치에 있다고도 할 수 있습니다.

비스코톡신은 티오닌의 한 종류로서 46개의 아미노산(단백질을 구성하는 물질로 20가지의 아미노산이 합쳐지면 인간의 몸을 구성하는 단백질이 된다.)으로 구성된 폴리펩티드입니다. 비스코톡신은 분해나 열에 의해 쉽게 파괴되지 않는 특성을 가집니다. 비스코톡신의 화학적 구조는 코브라의 독과 비슷한 구조를 지녔습니다. 비스코톡신은 여섯 가지의 종류로 나누어지는데, 이 여섯 가지는 바로 A1, A2, A3, U－PS, 1－PS, B

입니다. 비스코톡신 B는 다른 네 가지와는 달리 세포독성 작용을 하지 않습니다. 또한 각기 다른 숙주의 겨우살이에 들어있는 비스코톡신 종류들의 함유 비율도 각기 다릅니다.

비스코톡신은 겨우살이의 어린 잎, 어린 가지, 열매를 포함한 꽃이 달린 짧은 싹에서 추출됩니다. 렉틴과는 달리 비스코톡신은 외부로 드러난 부분에서 발견됩니다. 비스코톡신의 함량은 6월과 7월에 가장 높습니다. 반면, 9월에는 열매 부분에 비스코톡신이 없습니다. 비스코톡신은 여름에 채취한 겨우살이에서만 발견할 수 있는 것입니다. 렉틴이 겨울철 겨우살이에 함량이 높은 것과는 정반대입니다. 비스코톡신의 함량은 렉틴의 함량에 정확히 반비례한다고 말할 수 있습니다. 그렇기 때문에 약제를 만들 때 겨우살이를 어느 계절에 채취할 것인가, 여름철 겨우살이와 겨울철 겨우살이가 적절하게 잘 섞였는가가 중요합니다.

비스코톡신은 세포벽을 파괴하면서 암세포의 구조를 해체합니다. 즉 세포 분해 작용을 한다고 말할 수 있습니다. 그뿐만 아니라 비스코톡신은 렉틴과 마찬가지로 세포의 면역 체계를 촉진시킵니다. 또한 T - 세포와 과립 백혈구의 활동을 증진시킵니다. T - 세포와 과립 백혈구는 박테리아와 종양 세포를 먹어치우는 역할을 하는데 비스코톡신은 이들이 종양 세포를 잘 먹고 소화시킬 수 있도록 도와주는 역할을 합니다. 이것이 겨우살이 추출물을 종양 안이나 종양 주위에 주사하면 종양 괴사가 일어나 세포독성 작용이 나타나는 원리라 말할 수 있습니다.

겨우살이는 현재까지도 그 효능이나 작용이 다 알려지지 않았으나, 암 등의 악성질병에 대한 작용은 말씀드린 두 가지의 주요 작용으로 사용되고 있습니다.

✿ 그 외의 주요 성분
(쿠탄 펩티드, 다당류, 소포, 알카로이드)

쿠탄(Kuttan) 펩티드는 비스코톡신과 유사한 성분입니다. 쿠탄 펩티드는 비스코톡신과는 다른 세포독성과 면역조절 작용을 합니다.

겨우살이에 함유된 성분 중 하나인 다당류는 자연적인 킬러 세포인 NK세포를 활성화시켜서 이 세포들과 종양세포 간의 다리 역할을 합니다. 인터루킨II(153개의 아미노산으로 구성된 인터루킨은 사람염색체의 제4염색체에 존재하며 4개의 발현부위와 3개의 비발현부위로 이루어진다.)와 상승작용하여 자연적 킬러세포에서 분화된 세포인 LAK세포의 활성도를 증가시킵니다. 그리고 올리고당류(소당류라고도 하며 단당류가 2개 이상 결합하여 된 당. 여기서 단당류란 탄수화물의 단위체로 녹말·셀룰로스 등의 다당류를 산 또는 효소로 가수분해했을 때 생기는 당류이다.)는 인터페론(바이러스에 감염된 동물의 세포에서 생산되는 항(抗)바이러스성 단백질)의 방출량을 높일 수 있습니다. 다당류는 겨우살이에 함유된 렉틴의 면역 촉진 작용을 도와줍니다. 렉틴의 면역 촉진 작용이 다당류로 인해 상승되는 것입니다.

겨우살이의 엽록체 막에서 분리된 막 성분으로 형성된 세포는 겨우살이 치료를 받은 종양 환자의 몸에서 나타난 헬퍼 T임파구세포를 증식시키는 데에 가장 큰 영향을 끼칩니다.

알카로이드 또한 겨우살이에서 추출되는 성분으로 다양한 종양세포에 강력한 세포독성을 발휘하는 역할을 합니다.

🍃 겨우살이에서 추출된 추출액은 항암성분과 면역강화 물질이 다량으로 들어가 있습니다.

💧 겨우살이 요법은 처음 연구하기 시작한 독일 외에도 중부유럽에서 연구·진료의 목적으로 사용하고 있습니다. 우리나라에도 암 치료에 관심이 높은 몇몇 대학병원 교수진에서 추천하는 등 확산되고 있습니다.

🍃 면역기능이 저하되면 우리가 생각할 수 있는 대부분의 질환을 막을 힘이 떨어집니다.

💧 겨우살이를 연구하는 많은 학자들이 겨우살이의 효능 중 최고로 꼽는 것은 면역성 개선에 따른 삶의 질 향상입니다.

🍃 면역기관의 중심은 골수입니다. 이곳에서 적혈구와 백혈구가 만들어집니다. 백혈구는 우리 몸을 지키는 병사들입니다. 백혈구 세포는 T-세포 B-세포로 나뉘는데, B-세포는 혈액을 타고 온몸을 돌아다니며 감시하는 역할을 하고 항체를 생산하도록 합니다. T-세포는 면역세포와 함께 총동원하여 균과 바이러스를 공격합니다.

💧 우리 몸은 스스로를 지키기 위해 매우 복잡하게 얽힌 체계로 이루어져 있습니다. 감염이 이루어지는 동시에 1차적으로 해당 감염에 대응하는 세포들이 이를 방어하고, 이 세포들이 제 기능을 못할 경우에는 발병을 하게 되고, 더 이상 이기지 못할 정도로 세균이나 바이러스가 강해질 경우 만성 질환으로 발전하게 됩니다.

🍃 적당한 스트레스는 교감 신경을 자극하게 되어 두뇌활동 촉진을 불러

오고, 몸에 활력을 줍니다.

• 암의 다른 말은 악성종양입니다. 암을 치료하는 데는 암세포를 파괴하는 흔히 알려진 방법이 있지만 이 방법들은 신체에 부담을 주게 되어 또 다른 병을 불러오기도 합니다. 가장 좋은 치료법은 몸을 건강한 상태로 되돌려 면역체계를 정상화시키고 스스로가 치유될 수 있도록 유도하는 것입니다.

• 겨우살이는 면역체계에서 가장 중심이 되는 역할을 하는 대식세포와 밀접한 관계가 있습니다.

• 겨우살이 렉틴은 겨우살이의 주요 성분 중에서 가장 중요한 성분으로 꼽을 수 있습니다. 이것은 이름대로 겨우살이에만 있는 단백질입니다. 렉틴은 암세포를 파괴하는 강력한 효과를 가지고 있으며 P53을 활성화 하여 암세포의 성장억제 및 전이방지를 하고 있습니다. 하지만 렉틴 자체가 수용성이라 쉽게 녹아버려 주사요법을 통해 직접 투여하는 방법이 가장 보편적으로 쓰이게 되었고 식용으로 보조요법이 이루어지고 있습니다.

• 비스코톡신은 렉틴과 더불어 겨우살이의 구성 성분 중 하나입니다. 암세포의 분해작용을 도와주는 역할을 합니다. 겨우살이의 어린 잎, 어린 가지, 열매를 포함한 꽃이 달린 작은 싹에서 추출됩니다.

Kissing Under The Mistletoe
(겨우살이 아래에서의 키스)

서양의 가장 큰 명절을 꼽으라면 크리스마스를 빼놓을 수 없을 것입니다. 우리가 알고 있는 크리스마스의 캐럴 외에 서양에서 불리는 캐럴과 크리스마스 기념 노래에는 겨우살이가 종종 등장할 만큼 겨우살이는 크리스마스의 상징이기도 합니다.

또한, 크리스마스에는 집, 건물과 크리스마스트리를 겨우살이로 장식하는 풍습이 있는데, 한겨울에도 싱그러운 색을 간직하고 있는 겨우살이이기 때문에 사람들이 더욱 사랑합니다.

또한, 겨우살이에 관한 재미있는 풍습 중 하나가 바로 이 겨우살이 아래에 있는 소녀에게는 누구나 키스할 수 있었다는 것입니다.

심지어 전혀 모르는 사이라도 겨우살이 아래에 남녀가 같이 서면 두근거리는 키스를 나눌 수 있었다고 합니다.

영국의 유명한 소설인 『해리포터』의 주인공인 해리포터가 첫사랑 초챙과 첫 키스를 나눈 장소도 바로 이 겨우살이 아래에서였지요. 또, 크리스마스를 배경으로 한 로맨스 영화인 『러브 액츄얼리』에서도 크리스마스트리에 장식된 겨우살이 가지 아래에서 키스를 하는 장면이 나옵니다. 바로 이러한 풍습을 서양에서는 'Kissing Under The Mistletoe'(겨우살이 아래에서의 키스)라고 부릅니다.

현재 서양 대부분의 나라에서 즐기는 이 풍습의 기원을 보면 많은 설이 있습니다. 북유럽 스칸디나비아의 전설에는 사랑의 여신 프리그의 축복이 있어 겨우살이 아래에서는 전쟁 중이라 하더라도 싸움을 멈춘다는 이야기도 있습니다.

다른 유래를 하나 더 소개합니다.

서양에서 겨우살이의 성스러움은 그리스의 농신제에서 유래되어 그 후에 결혼식으로 연관 지어졌는데, 그것은 두 가지 신앙에서 비롯되었다고 합니다. 첫째로, 겨우살이의 번식력이 매우 강하여 다산을 상징하기 때문이고, 둘째로 겨우살이의 강한 생명력이 장수를 기원하기도 하기 때문이라고 합니다.

또 18세기 영국에서는 '키싱 볼(Kissing Ball)'이라고 해서 겨우살이로 만들어진 상징물 아래에 젊은 여자가 서 있으면 키스를 받을 수 있었다고 합니다. 이때의 키스는 물론 사랑을 의미하기도 하지만, 그 의미가 오랜 우정, 호의 등으로 해석되기도 했다고 하니 모르는 사람이라 하더라도 키스를 해주기도 했을 것입니다. 만약 키스를 받지 못하더라도 그 다음 해에는 결혼을 할 수 있다고 믿었으니 그리 기분 나쁜 일은 아니었겠지요.

'겨우살이 아래에서의 키스(Kissing Under The Mistletoe)' 풍습은 독일, 프랑스 등으로 퍼져나가 많은 크리스마스 축제에서 볼 수 있습니다.

3장

WHEN

겨우살이, 언제 필요할까?

겨우살이는 만병통치?

겨우살이는 현재까지 알려진 것만 1,700여 가지의 성분으로 이루어져 있습니다. 하지만 겨우살이의 성분을 일반적으로 정리하기란 굉장히 어려운데, 그 이유는 겨우살이의 특성에 있습니다. 겨우살이는 기생식물이라 숙주나무에서 영양분을 섭취하기 때문에 숙주나무의 종류에 따라, 숙주나무가 위치한 토양의 지질이나 위치에 따라 그 성분이 차이가 납니다.

고대 그리스와 영국지방에서는 겨우살이를 직접 먹거나 환부에 바르는 등 일종의 '만병통치약'으로 인식하고 사용한 흔적이 있습니다. 암, 간질, 불임, 폐경 증세, 신경성 긴장, 고혈압, 두통, 천식, 피부염 치료 등 매우 다양한 병증에 사용되었습니다. 현대에 들어서 겨우살이의 기생식물과 같은 생태가 암의 생태와 비슷하다는 점 때문에 겨우살이가 암의 치료제로 연구되어 오기 시작했으며, 현대 암환자에게 쓰이는 겨우살이 요법은 1920년 독일의 루돌프 슈타이너가 시작한 이래 계속해서 연구 개발되고 있습니다.

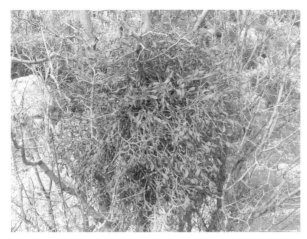

겨우살이의 군집

    우리 몸은 굉장히 복잡한 설계로 이루어져 있기 때문에 천연 식물이 암 치료제로 인정받은 사례는 한 손에 꼽을 정도로 그 수가 적습니다. 그런데 겨우살이의 경우 치료 효과가 뛰어날 뿐만 아니라 환자들에게 서 통증 완화, 면역력 증진, 혈액치료, 암, 아토피, 당뇨, 고혈압, 심장 병, 만성피로, 만성질환, 구토와 우울증의 예방과 치료, 피로감 억제 등 과 같은 생활밀착적인 부분에서 그 효과가 도드라지게 드러났기 때문 에 유명 암 치료센터에서 특히 관심을 두고 있는 것입니다. 부작용 사 례가 매우 드문 것도 임상실험에 큰 도움이 되었습니다.

    그럼 산에 다니다가 겨우살이를 보게 되면 그것을 먹어도 효과가 좋 을까요? 아쉽지만 모든 겨우살이가 약으로 쓸 수 있는 효과를 담고 있 는 것은 아닙니다. 현재까지 약성이 있다고 알려진 겨우살이는 주로 유럽 겨우살이, 아프리카 겨우살이, 한국 겨우살이 정도가 있지만, 앞 서 말씀드린 것처럼 참나무 겨우살이인 곡기생을 제외하고는 꽃과 열 매에 독성이 있기 때문에 일반 식용으로 사용할 수 없도록 식품의약품

안전처에서 고지하고 있습니다. 그러니 겨우살이가 좋다고 해서 아무 것이나 먹으면 안 됩니다. 믿을 수 있는 정상적인 제품을 구입해 드시는 것이 제일 안전한 방법입니다.

삶의 질이 향상된다?

웰빙(Well-being)

웰빙(Well-being)이라는 말을 들어보았을 것입니다. 하지만 웰빙이 무엇이라고 말할 수 있는 사람은 매우 적을 것입니다. 웰빙 붐으로 건강식품이 쏟아져 나와 흔히 건강을 위한 삶이라고 생각하실지 모르지만, 웰빙은 그보다 더 많은 뜻을 포함하고 있습니다. 바로 이 웰빙은 삶의 질과 매우 밀접한 연관이 있습니다.

산업이 고도화 하면서 사람들은 물질적으로 풍요로운 삶을 살게 되었습니다. 산업화는 세계화와 맞물려 부(富)의 향상을 가져왔습니다. 부가 있다면 고도화된 문명을 즐길 수 있게 되고, 자신이 하고 싶은 것을 모두 할 수 있는 시대가 온 것이죠. 하지만 부는 매우 상대적인 개념이기 때문에 모두가 부유하게 살 수 없습니다. 그 때문에 사람들은 삶의 많은 시간을 부를 축적하는 데 보내고 있습니다. 부가 없다면 상대적으로 박탈감을 느끼게 되고, 사회적으로 업신여기기도 합니다. 이로 인해 물질적 의미인 부가 정신을 가볍게 여기는 경향이 나타나고 있습니다.

웰빙은 바로 이 지점에서 나온 개념입니다. 부에 의한 욕심은 아무리 채워도 결국 누군가에 의한 박탈감만 느끼게 되고 자신이 더 이상 인간이 아닌 돈을 버는 기계가 아닌가 하고 생각하게 되었습니다. 이에 따라 1980년대 중반, 유럽에서는 식사의 만족과 그에 따른 여유를 되찾기 위해 슬로푸드(Slow‑Food)운동이 일어나는 등 웰빙의 기초가 시작됩니다.

이러한 움직임들이 모여 2000년 이후, 웰빙이라는 단어가 등장하게 됩니다. 물론 이전에도 다양한 방법으로 정신적·육체적 조화를 추구하는 사회현상이 나오게 되었지만, 웰빙이라는 이름을 얻게 된 것은 이 모든 것이 포괄되고 정리된 이후의 일입니다. 웰빙은 '복지·행복·안락한 삶'을 담은 단어입니다.

웰빙을 추구하는 사람들은 더 이상 물질적 만족으로 건강과 행복을 얻을 수 없다는 걸 알게 되었습니다. 육체적 건강뿐만 아니라, 직장 등의 공동체에서 경험하고 느끼는 소속감이나 성취감 정도, 가족과의 유대감, 심리적 안정 등을 추구해야한다는 것을 알게 되었습니다. 결국 몸과 마음, 가정과 사회, 일과 휴식, 자신과 공동체 등에서 이루어지는 조화가 자신을 궁극적으로 건강하게 만든다는 것을 깨닫게 되었습니다.

우리나라에도 2003년, 웰빙 붐으로 인하여 많은 웰빙 족이 나타났으며, 그에 따라 수많은 상품이 등장하고 웰빙에 대한 안내가 이어졌습니다.

삶의 질은 무엇을 뜻하는 말인가요?

앞서 말씀드린 웰빙과 밀접한 삶의 질이라는 용어는 생소하겠지만, 사회학에서 현대사회를 이야기할 때 필수적으로 짚고 넘어가는 것이 바로 이 '삶의 질'입니다. 고도화 된 현대사회에서는 산업화로 인해 예전과 같이 의식주를 충족하는 것이 힘들지 않기 때문에 바로 이 '삶의 질'에 더욱 주목하게 되는 것입니다. 삶의 질은 각 연구기관과 조사에 따라 그 기준이 명확하게 일반화 된 것이 없어 한 마디로 정의하기는 매우 힘들지만, 주로 물질적인 측면(식사, 건강, 고통의 부재 등)과 정신적인 측면(만족감, 즐거움, 스트레스의 부재 등)으로 그 기준을 선별합니다.

연구자들은 바로 이 '삶의 질' 향상을 위해 정치학적으로 정부의 복지 정책이나 행정 서비스의 질적 향상을 주장하기도 하고, 일부는 경제학적으로 국민 1인 총생산인 GDP지수나 경제 및 물가 상승률 등에 있다고 주장하는 사람들도 있습니다. 중요한 것은 이 모두가 맞는 말이라 할 수 있는데, 그만큼 삶의 질이란 결국 인간이 얼마나 자신의 삶에 만족하며 살아갈 수 있는가라는 객관·주관 복합적 기준이기 때문입니다.

21세기 의학의 흐름은 변화하고 있습니다. 과거에는 단순히 병의 완벽한 치료만이 목적이었다면, 어떻게 치료할 것인가가 더욱 중요하게 된 것입니다. 이것은 단순히 치료의 수단만을 얘기하는 것은 아닙니다. 환자의 고통을 최대한 덜어주는 치료법을 연구하기 시작했습니다. 수술을 통한 치료가 가장 빠르고 정확했던 치료였다면, 현재는 가능하면 비수술로 최대한 후유증이나 고통 없이 치료를 하기 위해 환자의 기분에 귀를 기울이기 시작했습니다. 치료를 함에 있어서 더욱 섬세하고, 포괄적인 방향으로 바뀌게 된 것이죠. 호스피스 전문병원 등이 최근 많이 생겨나고 있는 것도 이 현상을 증명하고 있습니다. 의사와 환자 모두 삶의 질(Quality Of Life)에 중요성을 두기 시작한 것입니다.

일반적으로 삶의 질에 대한 설문을 작성할 때, 식사나 움직임의 정도, 노동 및 수면, 취미 활동 등 일상적인 부분에 대하여 만족도를 조사합니다. 중증 병을 앓고 있는 환자의 삶의 질에 대한 설문은 통증, 식욕, 소화, 피로, 어지러움, 정서적 안정 등 증상에 관한 설문이 대부분을 이루고 있습니다.

⟩• 겨우살이와 삶의 질

겨우살이는 연구개발 초기에 천연 암 치료제로 기대되어 왔지만, 연구의 진행과 임상실험을 통해 드러난 효능은 삶의 질 향상에 더 큰 효능이 있었습니다. 암 치료에 효과가 있는 성분을 함유한 동시에 각종 삶의 질 향상에 따른 효과가 있다는 것이 드러나게 되었습니다. 이는 당시 병의 치료에만 신경을 쓰고 목적을 뒀던 의료계에 결국 사람이 중요하다는 인식을 던져주게 되었고, 인도적 치료가 중요하다는 인식을 갖게 하였습니다.

실제로 겨우살이를 본격적으로 처음 연구하기 시작했던 독일에서는 많은 병원이 겨우살이 요법을 암 치료의 보조요법으로 많이 채택하고 있는데, 간암환자들에게 겨우살이 주사제를 투여한 경우 암 치료의 효능이 상승하는 것을 볼 수 있었고, 삶의 질 조사에서 70% 이상 개선되는 매우 긍정적인 효과가 드러났습니다. 건강 상태가 전반적으로 좋아짐에 따라 암 치료에 따른 육체적 부담이 상대적으로 줄어들었고, 통증 감소, 체중 및 식욕 증가, 피로감 및 우울증 해소, 불면증상 감소와 더불어 체온 유지, 암 치료에 따른 부작용 감소 등 보조적 요법으로 최적의 효과를 나타낸다는 것을 증명하였습니다.

삶의 질에 대한 설문은 설문 대상자의 현재 컨디션이나 주관적 판단에 따라 답이 달라질 수 있어 다소 편차가 있기는 하지만 스스로의 상태를 구체적으로 평가할 수 있도록 되어있는데, 겨우살이 주사요법의 경우 한 달 정도의 비교적 짧은 치료 기간일지라도 눈에 띄는 효과를 볼 수 있고 유방암의 경우 환부에 직접 주사하여 괴사시킬 수도 있습니다.

병의 증세가 심각하여 더 이상 치료가 소용이 없다고 판단 될 때 우리는 죽음을 기다려야 합니다. 누구나 죽음은 두려우며, 그와 함께 찾아오는 고통을 더욱 두려워합니다. 그 때문에 사람들은 죽게 된다면 최대한 편한 죽음을 선호하는데, 이것을 죽음의 질(Quality Of Death)이라고 하며, 삶의 질만큼이나 중요하게 여기고 있습니다. 호스피스 병동의 경우 바로 이 죽음의 질을 최대한 높이기 위해 노력하고 있으며, 이곳에서도 겨우살이 요법은 통증을 최대한 줄여주고, 심신을 안정시켜 더욱 편안한 임종으로 이끌어 가는 방법으로도 사용하고 있습니다.

직접적으로 어떤 질병에 효과가 있을까?

앞서 말씀드린 질병은 대부분 암의 경우를 예로 들었는데요, 그만큼 암은 질병 중에서도 가장 치료하기 힘든 질병 중 하나로 손꼽히며, 그 치료에 많은 연구와 노력을 기울이고 있기 때문입니다. 여기서는 암을 포함하여 겨우살이가 특히 효과를 발휘할 수 있는 질병에 대하여 왜 겨우살이가 그 질병에 효능이 있는지 더 알아보려 합니다.

암

일반적으로 알려진 많은 항암제는 특정한 암에만 효과를 발휘하는 특이성이 있습니다. 겨우살이는 이와 달리 신진대사 개선을 통해 신체 면역력을 증진시킴으로써 그 정도에 차이가 있을 뿐 대부분의 암에 긍정적인 효과를 발휘합니다. 면역기능이 개선된 몸은 암에 대한 저항력이 높아지며, 암세포의 성장을 방해하고 공격하기 때문입니다. 특히 고형 암에 있어서는 더욱 탁월한 치료효과를 기대할 수 있습니다. 특히 유방암의 경우 치료효과가 매우 높아, 유방암의 핵에 겨우살이 주사제를 고용량 주입하면 암세포가 괴사되는 것을 확인할 수 있습니다.

또한 겨우살이의 베타-엔도르핀의 분비 촉진은 통증 완화, 부작용 억제, 체력 회복 등의 기능을 하여 삶의 질 개선 등의 효과가 나타납니다. 암 수술이나 항암 치료 이후처럼 면역력과 체력이 크게 떨어졌을 때 사용하여 면역력 회복을 통한 암 재발 예방에 효과적인 것은 물론, 심신이 미약한 일반인이나 만성질환자, 노약자, 기타 허약자 등에게도 면역력 개선에 매우 효과적입니다.

방사선이나 항암 치료를 받는 환자들의 손톱과 발톱이 까맣게 변한 현상을 흔히 볼 수 있습니다. 그것은 치료를 통해 면역세포가 암세포보다 먼저 죽어서 변한 것입니다. 왜냐하면 암세포가 단백질 속에 숨어 있어 암세포 바깥쪽을 감싸고 있는 정상세포가 먼저 항암제 독성에 노출되기 때문입니다. 암세포가 발생하면 이를 정상세포와 면역세포가 둘러싸게 됩니다. 우리가 사진이나 영상을 통해 보는 암세포가 유난히 커 보이는 것은 이런 까닭입니다. 여기에 방사선을 쐬거나 항암제를 투여하면 겉에 있는 정상세포와 면역세포들이 먼저 죽게 되는 것입니다. 그래서 치료 후에는 암세포가 아주 작게 보이기 마련입니다. 그러나 작아졌다고 해서 치료가 됐다고 판단하면 착각입니다. 남아있는 암세포가 증식하여 재발하기 마련입니다.

이때 활동하는 것이 BCL2라는 '암성장 촉진 및 재발·전이 유전자'입니다. 그리고 BCL2의 활동을 억제하는 것이 P53입니다. P53은 '암성장 억제 및 재발·방지 유전자'입니다. BCL2가 암세포를 성장시키려고 하면 P53이 막는 것입니다. P53은 암 치료의 핵심이라고 할 수 있습니다. 그런데 P53은 자극을 받은 대식세포의 신호에 의해서만 활성화됩니다. 따라서 대식세포가 활성화 되어야 하며 활성화된 P53이 BCL2의 활동을 억제하게 되는 것입니다.

겨우살이의 특별한 점이 여기에 있습니다. 몸속에 투여된 겨우살이의 면역성분이 대식세포를 자극하는 것입니다. 대식세포는 균을 잡아먹는 역할을 하기도 하지만 신호를 보내는 역할을 하기도 합니다. 이 신호에 의해 P53이 활성화되고 사이토카인(Cytokine)과 같은 암과 싸울 수 있는 물질을 분비하게 됩니다. 이것이 겨우살이의 항암 메커니즘이라고 할 수 있습니다.

치료사례
간암을 이기게 해준 겨우살이 이야기

백민석_65세, 남, 서울특별시 중구

2년 전 저는 평생 다니던 회사를 정년퇴직하고 퇴직 기념으로 아내와 해외여행을 가기로 했습니다. 그렇게 저희는 유럽으로 떠날 계획을 주변에 자랑도 하고, 명소와 좋은 음식을 알아보며 즐거운 시간을 보내고 있었습니다. 하지만 누군가 불행은 항상 행복 뒤에 있다고 했던가요. 유럽 여행을 다니려면 체력이 많이 필요할 것이라는 말에 대수롭지 않게 건강검진을 받았습니다. 언제부턴가 일을 할 때에 손이 부은 느낌도 있었고 일하기가 힘들기도 했지만, 나도 이제 늙었구나 하는 정도로 노환에 의한 증상인 줄 알고 넘겨

왔습니다. 야근 후에 얼굴이 누런 듯한 것도 피곤해서 그러려니 생각했었죠. 하지만 특별히 아프거나 한 곳이 없어 대수롭지 않게 넘기곤 했었습니다. 건강검진 또한 대수롭지 않게 생각하고 받았습니다.

검진 결과가 나온 날, 아내는 어두운 얼굴로 검사결과를 저에게 전해주었습니다. 간암 2기에서 3기로 진행되는 과정이라는 말에 없던 병이 생긴 듯 몸이 아파왔습니다. 다른 장기에 전이가 진행되고 있어 서둘러 여행을 취소하고 항암 치료에 들어갔지만, 튼튼한 줄 알았던 제 몸은 오랜 노무에 많이 지쳐있었나 봅니다. 몸이 항암 치료를 견디지 못하고 더 망가져 갔고, 아내의 얼굴에서 근심이 떠나지 않았습니다.

화도 나고 절망도 했습니다. 욕심 한 번 부리지 않고 살아 온 인생이고, 내가 욕을 먹더라도 남 욕하지 말자고 착하게 애들 가르쳐오며 살아왔는데 왜 이런 일이 생긴 걸까 누군지 모를 방향으로 원망도 내뱉었습니다.

그래도 의료진의 노력 덕에 추가 전이는 항암 치료로 막은 듯 했습니다. 하지만 이미 체력이 떨어질 대로 떨어져 오랜 기간 암과 싸워야한다는 말에 왜 진작 이 병을 알아내지 못했을까 하는 자신에 대한 속상함도 들었습니다. 그렇게 하루하루 힘든 항암 치료를 계속 하고 있을 때 약학을 공부한 큰며느리가 찾아왔습니다.

"아버님, 며느리 믿으시고 이거 꾸준히 드셔보세요."

며느리가 건넨 것은 겨우살이 엑기스제였습니다. 약학을 공부했다 하니 속는 셈 치고 두세 달여를 꾸준히 복용했습니다. 하지만 큰 변화를 느낄 정도는 아니었기에 효능이 없나 생각할 때쯤 아내가 문득 제 얼굴을 유심히 보다가 말했습니다.

"여보, 그리고 보니 혈색이 얼굴에 도네요."

아내의 말에 거울을 보니 확실히 얼굴에 혈색이 돌고 있었습니다. 무슨 일인가 싶어 가만 생각해보니 사라진 식욕도 돌아오고 잠만 들면 괴롭히는 통증도 많이 사라지고 있었습니다.

담당의를 찾아가 재검사를 하니 결과를 보고 담당의가 놀란 눈을 했습니다. 체력이 떨어져 큰 치료를 못하고 있었는데 이제 본격적인 치료가 가능하다는 말과 자연적으로 종양의 크기가 많이 줄어들어 호전증세를 보이고 있다는 말에 우리 가족은 오랜만에 행복하게 웃었습니다. 물론 큰며느리에게는 감사의 표시를 했죠. 어릴 적 겨울 산에 오르면 종종 보였던 그 겨우살이가 제 삶을 돌려줄 힘이 있었다니!

어쩌면 큰며느리의 선물이 없었다면, 저는 괴로운 항암 치료를 견디지 못하고 벌써 떠났을지도 모릅니다. 평생 나를 위해 고생을 마다않은 아내에게 고마움을 표할 기회조차 없었겠죠. 그렇게 제 몸은 겨우살이 추출액이 지켜주고, 제 마음은 저 스스로 강하게 다짐하여 간암 치료를 계속했습니다. 이제는 일 년에 한두 번 정도의 검사만 할 정도로 거의 완치에 이르렀습니다. 다시 내년에는 아내와 여행을 떠나보려 합니다. 주치의의 허락도 받았고요. 돌아올 때 꼭 큰며느리에게 큰 선물을 안겨줘야 할 것 같습니다.

🌿 동맥경화 및 고혈압

겨우살이는 예로부터 한방, 양방을 가리지 않고 심장병, 고혈압, 동맥경화, 중풍 등의 순환기 질환에 사용되어 왔고, 유럽에서는 이미 동맥경화 및 고혈압 치료제로 겨우살이가 주원료인 약품을 제조, 판매하고 있습니다.

'소리 없는 살인자'라는 무서운 별명을 갖고 있기도 한 동맥경화는 말 그대로 주요 혈관인 동맥이 딱딱하게 굳어 혈액의 흐름을 막는 질병입니다. 고혈압이나 당뇨 등과 함께 대표적인 성인병으로 유명하며, 뇌졸중, 심근경색 등의 치명적인 질병으로 이어져 사망·장애율이 굉장히 높은 무서운 질환입니다.

그렇다면, 동맥경화는 왜 나타나게 되는 것일까요? 우리 몸에는 혈액 운반을 위해 도로망과 같이 빼곡하게 혈관이 가득한데, 혈관이 생명 유지에 매우 중요한 역할을 하는 만큼 이 혈관의 내피세포는 수많은 물질을 분비하여 혈관을 확장시키고, 상처를 치유하거나 피가 굳는 현상인 혈전을 방지하는 역할을 하고 있습니다. 하지만 나이가 들어가면서 혈관의 운동성 역시 약해져 노화가 진행되는데, 주요 혈관인 동맥벽의 콜라겐 증가, 혹은 혈관의 확장·수축을 돕는 탄성 섬유가 변질되거나 재생력 감소로 혈관이 점차 굳고 두꺼워지는 현상이 발생합니다. 그에 따라 심장에서 내보내는 강한 압력의 혈액이 지나가게 되면 혈관 자체의 유연성이 떨어져 혈관 벽에 상처가 나기도 하고, 좁아진 혈관 때문에 혈액이 필요한 만큼 흘러가지 못하는 등의 혈액순환 장애가 일어나게 됩니다. 이것이 바로 동맥경화입니다.

앞서 말씀드린 것처럼, 동맥경화는 해당 질환 또한 매우 무서운 질

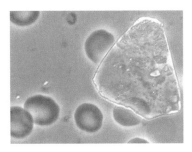

혈액 내 콜레스테롤 결정체

환이지만, 그와 함께 나타나는 합병증세가 매우 치명적입니다. 흐르는 혈액의 양이 줄어듦에 따라 체내 산소 농도가 낮아지게 되고, 굳어진 혈관은 혈액의 흐름에 따라 수축과 이완이 반복되지 못해 혈압이 매우 상승하게 됩니다. 그에 따라 뇌출혈, 뇌색전, 말초순환장애, 심장질환, 손발 저림 등의 증세를 수반하게 되는 등 2차 질병의 위험성이 매우 무서운 병입니다.

겨우살이는 이러한 순환기 질환에 있어서 혈압을 낮추고, 면역기능 개선으로 콜레스테롤 수치를 낮추거나 심장 기능을 강화시켜 동맥경화 등의 질병에도 효과가 있는 것으로 밝혀져, 이미 유럽권 국가에서 캡슐, 에탄올 추출, 정제 등의 방식으로 겨우살이 제품들을 판매하고 있습니다.

한국에서는 얼마 전까지 암 치료 목적으로 겨우살이를 주 원료로 한 전문의약품이 전량 수입되었습니다. 그러나 최근 안전한 저온공법으로 생산한 겨우살이 추출물이 국내에서 생산되고, 현재는 전문치료를 목적으로 한 약침주사제 뿐만 아니라 액상제, 겨우살이를 함유한 김치, 화장품 등 다양한 건강 보조제품이 면역력 증진 보조요법으로 생산, 판매되고 있습니다.

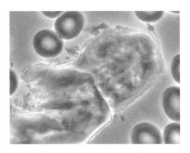
고혈압 환자의 치료 전 혈전 덩어리

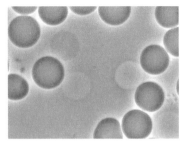
고혈압 환자의 겨우살이 치료 2주 후 정상인 혈액

겨우살이로 고혈압과 우울증을 치료하다

장두식_55세, 남, 전북 전주시 덕진구, 가명

저는 몇 년 전, 손발이 자주 저리고 심장에 이상이 있는 것 같아 한 병원을 찾았습니다. 그런데 그곳에서 몇 가지 진찰과 검사를 받은 결과 고혈압이라는 진단을 받았습니다. 수축기 혈압이 190mmHg, 이완기 혈압이 110mmHg이었습니다. 콜레스테롤 수치를 낮추고 스트레스 해소 방법을 찾는 등 건강한 식습관과 생활습관을 가져야 한다는 의사 선생님의 말을 들은 후 집으로 돌아왔습니다. 그 당시에는 심각성을 느끼지 못하고 일시적이고 고혈압은 나이가 들어감에 따라 높아지는 것으로 그저 남들보다 혈압이 높은 것이라고만 생각했었습니다. 그리고는 별다른 생활의 변화 없이 하루하루를 살아갔습니다. 손발이 저리면 주물러주고, 심장에 이상이 느껴지면 병원에서 꼬박꼬박 약만 타서 먹었습니다.

건축계통의 일을 하던 저는 함께 일하는 동료들과 회식을 가졌습니다. 그날따라 흥에 겨워 과음을 했던 탓인지 다음날 저는 출근하지 못할 정도로 손발저림과 심장의 이상증상을 느끼고는 아픈 몸을 겨우 이끌고 병원으로 갔습니다. 그리고는 콜레스테롤 수치가 저번보다 더 높아졌다며 하던 일을 그만두고 치료에만 전념하는 게 좋겠다는 의사선생님의 말씀을 들었습니다. 날벼락 같은 소식이었습니다. 이제 막 대학에 들어가서 공부하고 있는 두 아들, 딸들을 위해서는 일을 그만둘 수 없었기 때문입니다. 망연자실한 저는 그날로 퇴원하고 다음날 출근하였으나 심장에 큰 무리를 느껴 일찍 퇴근할 수밖에 없었습니다.

그날부터 자식들의 도움을 받아 정기적으로 병원에 진찰을 받으러 다녔습니다. 병원에서는 협심증과 뇌졸중의 위험이 있을 수 있으니 항상 주의해야한다는 말을 했습니다. 저는 건강관리를 시작했습니다. 그러나 고혈압이 단번에 사라지거나 치료가 되는 것은 아니기에 끊임없이 몸 관리를 해야만 한다는 사실이 저를 힘들게 했습니다. 얼른 단기간에 나아서 다시 일을 하는 것이 급선무였기에 저는 고혈압에 좋다는 음식과 병원, 운동법을 계속 찾아다녔습니다. 그러나 고혈압이 단기간에 치료될 수는 없는 질병이기에 앞으로 일을 할 수 없게 될지도 모른다는 생각과 합병증이 유발될 수도 있다는 두려움 때문에 저는 집안에서 지내며 심각한 우울증도 겪어야만 했습니다.

그러던 중, 중학교 동창인 친구가 동맥경화로 고생하다가 겨우살이 추출액을 마시고 상태가 호전되었다는 소식을 듣게 되었습니다. 고혈압 또한 동맥경화와 같이 혈관에 관련된 질병이기에 저는 혹여나 하는 마음으로 겨우살이 추출액을 마시기 시작했습니다. 겨우살이 추출액을 한두 번 마시고서는 증상의 호전을 느끼기 어려웠습니다. 그러나 일주일이 지난 후에는 손발저림 증상의 횟수가 확연하게 줄어든 것을 느낄 수 있었습니다. 또한, 심장이 쪼여드는 것 같은 이상 증세도 많이 사라진 것이 느껴졌습니다. 혹시나 단기적인 회복일까 싶어 겨우살이 추출액을 더욱 꾸준히 복용했습니다. 복용할 때마다 저를 괴롭히던 고혈압과 그로 인해 발생한 우울증이 점차 나아갔습니다.

저는 겨우살이 추출액으로 효험을 본 뒤, 이전과는 달라진 몸으로 서서히 운동의 강도를 높이면서 겨우살이 추출액도 지속적으로 복용했습니다. 고혈압 때문에 높은 계단을 오르는 것도 버거웠던 저는 겨우살이 추출액을 먹으면서 이제는 등산도 할 수 있게 되었습니다. 치료를 하면서 쉬는 동안, 등산 또는 산책을 꾸준히 하며 체력을 기르기 시작했습니다. 폐활량이 늘어나면서 심장도 건강해지는 것을 온몸으로 느낄 수 있었습니다.

어느 정도 상태가 호전이 된 후, 병원으로 가서 혈압과 콜레스테롤 수치를 측정했습니다. 놀랍게도 혈압은 93 – 135였고 총콜레스테롤은 260으로 이전보다 많이 내려간 상태였습니다. 집으로 돌아온 저는 건강해졌다는 기쁨에 예전보다 더 많이 웃고 활발하게 활동하게 되었습니다. 대학을 다니는 두 남매는 건강해진 저를 보며 우울증이 많이 나아진 것 같다며 기뻐했습니다. 건강이 어느 정도 회복된 지금, 겨우살이 추출액을 예전처럼 많이 복용하지는 않지만 여러 질병의 예방 차원에서 이틀에 한 번씩은 겨우살이 추출액을 마시곤 합니다. 현재는 딸아이보다도 더 산을 잘 오르며 건강한 삶의 기쁨을 누리고 있습니다.

심장병으로부터 남편을 지켜 준 겨우살이

정봉순_62세, 여, 경북 포항시, 가명

남편은 20여 년간 택시 운전을 하였습니다. 근래에 남편이 부쩍 피곤하다는 말을 입에 달고 살더니, 수십 년간 일정하던 몸무게가 갑자기 늘지를 않나 배가 볼록하니 나와 언제부턴가 병이 있는 것 같다는 생각에 병원엘 가보자고 권했죠. 처음에는 늙어가는 거라고 걱정하지 말라고 하더군요. 그러던 어느 날, 자다 말고 무거운 기침을 몇 번 하고는 숨을 쌕쌕대며 진정을 못하는 겁니다. 심장이 두근두근 거리며 엄청 빠르게 뛰는 소리가 방 안에 가득한 느낌이었고요. 그러더니 다음 날 밤을 꼬박 샌 남편이 먼저 병원을 가자고 하는 거예요. 병원에서 의사는 심각한 눈으로 검사 기록을 바라보고 있었습니다. 심장병 증세가 있는 것 같으니 큰 병원에서 자세한 검사를 해보라는 말에는 그 무뚝뚝한 남편도 긴장을 하더군요. 큰 병원에서 실시한 검사 결과 남편은 만성심부전증이라는 심장병을 갖고 있는 것으로 나왔습니다.

잠이 들면 종종 쌕쌕거리며 거친 숨을 몰아쉬어도 그냥 담배 때문이려니 생각했고, 몸이 부어 탱탱해져도 살이 쪘겠거니 생각하고 넘겼습니다. 그 길로 일을 그만두고, 집과 병원을 오가며 끝나지 않을 치료가 계속 되자 남편은 눈에 띄게 불안해했습니다. 자신이 언제 쓰러져 죽을지 모른다는 생각 때문일까요, 창백한 얼굴에 안절부절 하며 서성이기도 하고 창밖을 하염없이 바라보기도 하였습니다. 그렇게 바뀐 남편을 보고 있자니 마음이 많이 아팠습니다. 남편은 점점 날이 갈수록 가슴 통증과 수면 부족, 불안감을 호소했습니다. 각종 몸에 좋은 걸 다 해다 먹여도 그리 썩 좋아지질 않더군요. 오히려 고단백이나 고지방 음식에 의해 살이 쪄 의사선생님께 혼나기만 혼났습니다.

그래서 고민하던 때 언니가 아는 사람한테 들었다면서 겨우살이 추출액을 복용할 것을 권하였습니다. 저는 수술 후 회복기에도 상처 회복에 좋더라는 말만 믿고 겨우살이를 구했습니다. 그리고 몇 달을 동안 겨우살이에 대한 막연한 믿음을 가지고 꾸준히 복용하였습니다. 그렇게 꾸준히 복용하던 어느 날 남편이 요즘은 가슴 통증이 훨씬 덜해졌다고 하더군요.

그래서 다시 검사를 해 보니, 훨씬 많이 나아졌다고 얘기 하는 거였습니다. 심장은 자연 재생력이 특히나 안 좋은데, 이런 60대 노인이 이 정도로 좋아질지 기대도 못했다면서, 의료진은 저희만큼이나 들뜬 얼굴로 축하를 해줬습니다.

그렇게 막연한 믿음으로 복용을 시작한 겨우살이는 남편의 심장을 지켜내게 되었습니다.

🌱 당뇨

당뇨를 설명에 앞서 우리 몸에서 작지만 매우 중요한 역할을 하는 췌장의 기능에 대해 먼저 소개합니다.

췌장은 다른 말로 이자라고도 불리는 기관인데, 약 15cm의 크기로 위의 뒤쪽에 위치하며 후복막에 있는 장기입니다. 주로 소화 효소와 인슐린을 분비하는 베타세포, 글루카곤을 분비하는 알파 세포 등으로 구성되어 있는 매우 중요한 장기입니다. 인슐린과 글루카곤은 혈당을 조절하는 매우 중요한 호르몬인데, 체내 혈당이 높을 때는 췌장이 인슐린을 분비하여 혈당을 내리게 되고, 체내 혈당이 낮을 경우에 글루카곤 분비를 통해 혈당을 올리는 등 항상 일정한 혈중 포도당 농도를 조절하는 기관입니다.

우리가 음식을 섭취하게 되면 위를 거쳐 잘게 분쇄된 음식이 십이지장으로 흘러가는데, 바로 이때 췌장에서 분비되는 소화효소에 의해 포도당으로 바뀌게 됩니다. 이렇게 분해된 포도당은 혈액에 의해 몸 곳곳으로 흘러들어가 에너지를 만들어 내는데, 췌장에 이상이 생기게 되면 호르몬 조절 장애가 생기는 등 건강유지에 치명적인 결과가 나타나게 됩니다. 이상이 생긴 췌장은 인슐린 분비 등에 장애, 혹은 제 기능을 하지 못하는 인슐린 분비를 하게 되는 등 인슐린 분비 장애로 인해 흡수되지 못한 포도당이 혈관에 머무르다 고혈당 소변으로 배설됩니다.

여기서 당뇨는 제1형 당뇨와 제2형 당뇨로 나뉘게 됩니다. 제1형 당뇨의 경우 전체 당뇨인의 5% 이하의 낮은 비율을 차지하고 있습니다.

췌장의 손상으로 인해 췌장에서 인슐린을 담당하는 베타세포가 파괴되는데, 베타세포가 파괴된 췌장은 인슐린의 분비를 할 수 없게 되어 혈당 조절에 심각한 문제가 발생합니다. 제1형 당뇨는 췌장의 손상에 의해 발생하게 되므로 주로 급성으로 나타나게 되는데, 어린 나이의 환자들에게 발생하는 경우가 많아 소아형 당뇨라고 불리기도 합니다.

제2형 당뇨는 전체 당뇨인의 90% 이상을 차지하는 당뇨로, 주로 당뇨병이 있다고 하면 제2형 당뇨에 해당합니다. 성인층에 주로 나타나는 병으로 성인형 당뇨라고도 불리는 제2형 당뇨는 혈액의 포도당 농도 증가로 인해 혈액 구성에 이상이 생기고, 체중의 약 8%를 차지할 정도로 인체 구성에 필수적인 혈액의 이상은 모든 신진대사에 장애를 일으키게 됩니다. 신체는 혈액 내 당분 배출을 하기 위해 소변으로 당을 이동시키게 되고 소변을 자주 보게 되는 다뇨증이 발생합니다. 다뇨증으로 인해 인체의 수분이 계속해서 빠져나가게 되므로 몸은 수분을 계속해서 원하며 이는 곧 물을 자주 찾는 다음(多飮)증세로 이어집니다.

또, 포도당이 세포까지 제대로 전달되지 못하게 되면 세포는 계속해서 포도당을 원하는 신호를 전달하게 되고, 신호를 전해 받은 몸은 계속해서 음식물을 넣어달라는 배고픔의 신호를 보내게 됩니다. 사람은 이 신호에 의해 음식물을 계속해서 먹게 되는데, 이미 배가 차 있음에도 공복감이 계속되어 먹고 또 먹는 다식증이 오게 됩니다.

이러한 고혈당 상태가 계속될 경우 혈액순환 장애가 합병증으로 발병하게 되고, 각종 혈액순환 장애에 따른 간장, 신장, 심장, 뇌 이상 증세가 발생하는 등 추가적인 합병증에 의해 굉장히 고통스러운 상태가 이어지는 질환입니다. 또 신체의 면역체계가 혈당 조절에 집중이 되어 외부 상처에 신경쓸 틈이 없어져 상처가 잘 아물지 않는 등 몸의 체계가 전체적으로 이상을 일으키는 굉장히 위험한 질환입니다.

겨우살이는 옛 한방에서부터 당뇨, 고혈압, 관절 치료에 효과가 있다고 알려져 있어 자주 사용되었고, 최근 진행된 많은 연구에서 실제로 효과가 있다는 논문이 속속 발표되고 있습니다. 이러한 효과 역시 겨우살이의 면역체계 개선에 따른 효과로 인한 것인데, 겨우살이로 인해 더욱 강화된 면역 체계가 당뇨로 인한 합병증세 발병을 낮추고 변이를 일으킨 췌장세포를 정상화시키는 데 도움을 주는 것으로 나타났습니다.

치료사례

당뇨로 무너진 신혼 되살려 준 겨우살이

강용진_33세, 남, 강원도 춘천시, 가명

안녕하세요. 저는 강원도 춘천에서 신혼살림을 차린 강용진이라고 합니다. 저는 원래 서울에서 회사를 다니다가 회사의 춘천 지사 개설로 춘천으로 오게 되었습니다. 회사는 지사 개설로 이것저것 일이 많았고 그 때문에 잦은 밤샘 업무를 하면서 바쁘게 지내다가 운이 좋게도 아내를 만나 결혼하였습니다.

짧은 신혼여행을 끝내고, 회사로 돌아와 다시 바쁜 나날을 보내던 어느 날, 저는 하늘이 노랗게 변하며 머리가 띵해지는 현상을 겪었습니다. 눈치 없는 동료들은 신혼생활 때문이라며 놀려댔습니다. 그러던 어느 날 근무 중에 피로가 몰려와서 잠시 눈을 붙였다 뜨는데 이게 병의 전조 같다는 생각이 들었습니다. 그러고 보니 최근에는 전에 보다 일하면서 피로해지고, 먹는 것에 비해 살도 계속 빠지는 것 같고, 목이 말라 물을 자주 먹는 것이었습니다. 또한 화장실에 자주 가고 있었습니다. 이런 생각을 하자 더럭 겁이 났습니다. 다음날 월차 휴가를 내고 병원을 찾았습니다.

"당뇨병이네요. 당수치가 520으로 상당히 높습니다. 업무 스트레스나 피로 때문일 수도 있고 식습관도 영향이 큽니다. 오래 보고 가셔야 할 것 같은데요. 몸을 생각하신다면, 회사를 그만두시는 것도 생각을 해 보셔야 할 것 같습니다."

사실 처음에는 대수롭지 않게 생각했습니다. 암도 아닌데 뭐, 하는 안이한 생각과 이제 결혼도 하고 했으니 식습관도 바뀌리라 생각 했던 것이죠. 그리고 저는 마침내 야근 도중 의식을 잃고 당직 경비원에게 발견되는 상황에 이르게 되었습니다. 회사는 입원한 저를 찾아와 난색을 표했고 한창 일이 바쁠 시기에 중요한 업무를 직원의 부재를 오래 두기 어렵다고 하면서 사직을 권고하였습니다. 그렇게 저는 권고사직을 당한 채 병원에 누워있게 되었습니다. 몸이 아프니 점점 아내에게 짜증이 늘었고, 아내가 잘 챙겨주지 않아서 그런 것은 아닐까? 라는 생각마저 들었습니다.

의사 선생님이 당뇨병은 노화, 스트레스, 비만, 면역체계 이상, 노화 등의 여러 가지 원인에 의해 혈액 내 포도당의 농도가 정상 이상으로 높은 상태가 되어 당수치가 높게 나오는 것으로 조기에 적극적인 치료와 식단조절, 적당한 운동을 하면서 꾸준히 관리하면 큰 병으로 가지는 않는다고 한 말씀이 머릿속에 맴돌고, 건강을 과신한 게 화근이었다는 생각이 아픔을 더했습니다.

그렇게 당뇨병에 대한 걱정으로 시름에 빠져있던 어느 날, 장인어른께서 병실에 찾아오셨습니다. 은퇴 후 시골에서 소일하시던 장인어른께서 선물을 하나 주고 가셨는데 그것은 겨우살이 추출액이었습니다.

아내는 친정어머니께서 한참 당뇨로 고생하실 때 드시고 효과를 보셨던 이야기를 하면서 나에게 권하였고 이후 겨우살이 추출액을 꾸준히 복용하였습니다. 그러나 별 효과가 없는 듯해 나에게는 안 맞는 약인가라는 생각이 들 때 쯤 검사를 하던 의사가 그러더군요.

"당뇨는 조금만 더 관리를 잘하시면 정상을 회복할 것 같습니다. 혈압도 많이 좋아지셨구요. 최근 밥도 잘 드시는 것 같고, 컨디션도 좋아보이시네요. 당 수치도 어느 정도 좋아지고 있으니 퇴원하시고 통원치료 하도록 하죠."

퇴원을 하여 오랜만에 집에 돌아오니 너무 기쁠 뿐이었습니다. 회사를 계속 다녔다면 더욱 악화되어 정말 어느 날 갑자기 죽었을 지도 모른다고 생각하니 해고된 것도 오히려 잘된 일이라는 생각이 들기도 했습니다.

그리고 그간 아내가 절 챙겨주지 못한 건 제가 너무 바빠 집에서 제대로 한 끼 먹을 시간도 없었기 때문이라는 것도 알게 되었고요. 물론 아직도 통원 치료를 하며 지속적으로 관리를 해야겠지만, 겨우살이 추출액을 꾸준히 복용하면서 통원 치료를 하니 더욱 큰 효과가 있는 것 같습니다.

피부는 균과 바이러스 침입을 막아주는 1차 면역기관입니다. 피부에는 땀구멍과 모공이 있습니다. 땀구멍과 모공은 이곳을 통해 몸속의 노폐물을 내보내고 있는데 땀구멍을 통해 배출되는 양은 하루에 약 350~450ml이고, 모공 역시 350~450ml 정도가 배출되는 중요한 기관이기도 합니다.

따라서 땀구멍은 항상 열려 있어야 하고 염증이 없어야 됩니다. 왜냐하면 이곳에 염증이 생기게 되면 곧 피부질병이 발생하게 되기 때문입니다. 그러므로 이곳을 너무 강하게 자극하거나 화학약품 등으로 자극을 주게 되면 염증이 생길 수 있게 됩니다.

모공 역시 외부에서 침입하는 세균들을 막아내는 역할과 외부의 정보를 감지하는 역할을 하는데 만약 이곳에 염증이 발생하면 곧 피부질환으로 발전하여 피부는 병들게 되고 상하게 되는 것입니다.

따라서 피부 관리는 항상 청결을 유지하여야 건강한 피부를 가질 수 있고, 피부에 바르는 화장품도 화학제품의 강한 독성에 적게 노출되게 하는 것이 건강하게 피부를 관리하는 방법입니다. 또한 천연제품의 무독성 화장품을 사용하면 피부는 덜 상하게 될 것입니다.

요즈음 이슈가 되고 있는 화장품 방부제인 파라벤은 유방암을 일으킨다는 논문으로 문제가 되고 있는데 아름다움과 피부 관리 차원에서도 화장품 선택에 신중을 기하여 질병을 예방하기 바랍니다.

그런데 최근 각종 인스턴트 화합물과 가공식품의 남용, 식습관의 변화, 주거 환경의 변화 등으로 인해 아토피성 피부염과 같은 면역계 질환인 각종 피부질환의 발병률이 갈수록 높아가고 있습니다. 보통 소아기에 많이 나타나며, 일부 조사에 따르면 인구의 20%가 발병할 정도로 굉장히 높은 발병률을 보이는 아토피성 피부염은 특히 만성적 질환이며 치료하기가 까다로워 이로 인해 고생하는 환자들이 늘어나면서 자살이라는 극단적인 행동으로 이어지는 상태에 이르렀고 이슈가 되고 있습니다.

아토피성 피부염이 난치성 질환인 이유는 질병의 특이점 때문인데, 증상 또한 피부건조증과 습진 등 정반대에 해당하는 증상이 나타나는 경우가 있기 때문에 그 원인과 치료 방법에 대해 판단하기 힘든 점이 있습니다. 또한 대부분의 질환이 소아기에 나타나기 때문에 부작용이 강한 피부 약제를 사용하기 힘든 점 또한 많은 의사들이 치료에 어려움을 겪는 원인이 되기도 합니다.

현재까지 알려진 원인으로는 식습관의 변화로 균형 있는 영양소 섭취가 이루어지지 않거나 화학조미료의 부작용을 꼽기도 하며, 서구식 주거환경으로의 변화에 따른 집진드기 등 알레르기에서 그 원인을 찾기도 합니다. 가족력 또한 그 원인으로 꼽히기도 하며 매연 등 공기질의 저하로 인한 면역체계 붕괴가 그 원인이 되기도 합니다.

그 치료에 있어서 흔히 스테로이드 성분의 연고나 면역조절제 등의 연고를 사용하기도 하지만 화학적으로 정제되어 그 약효가 강한 대신 아토피성 피부염 환자의 대부분을 차지하는 유아·소아에게 사용하기에 부작용이 강하다는 단점이 있습니다.

그 때문에 일부 비타민 보조제나 식품, 원기 회복에 주를 둔 한약재 같은 경우 일시적 효과를 볼 수 있으나 체온 상승이나 성분에 의한 일시적 회복 정도로 그치게 되어 섭식을 중단할 경우 재발률이 높아 소아 아토피성 피부염 자녀를 둔 부모님들이 발만 동동 굴리는 것을 보게 됩니다.

이러한 아토피성 피부염 등 각종 난치성 피부질환에 겨우살이를 사용했을 경우 근원적인 면역체계 회복으로 피부 알레르기를 유발하는 인자에 대해 방어도가 올라가며, 아토피로 인해 피부 상처가 났을 경우 들어오는 각종 세균으로부터의 보호도 가능하기 때문에 약물치료와 병행하였을 때 아주 큰 효과를 볼 수 있는 것으로 알려져 있습니다. 병원에서 아토피성 피부염의 치료제로 처방해주는 스테로이드 연고는 소아에게 부작용이 커 문제가 생길 우려가 있기 때문에 최근 각종 면역 조절·억제제 연고로 대체되고 있는 경향인데, 이러한 면역 조절 효과를 천연 성분으로 흡수할 경우 그 부작용이 줄어들어 각종 피부염 질환 치료제로 겨우살이 연구가 활발히 진행되고 있습니다.

그 중에서도 겨우살이와 천연식물을 이용한 화장품은 큰 관심을 끌고 있습니다. 어린이나 노약자, 임산부, 피부질환을 앓고 있는 환자 등이 화학적으로 가공한 화장품을 사용하면 면역력이 약화되어 오히려 악영향을 미치리라는 것은 상식적으로 짐작할 수 있습니다. 더욱이 일반 화장품에는 방부제 역할을 하는 파라벤(Paraben)이라는 물질을 포함되어 있습니다. 그런데 이 파라벤은 암 발병의 주범으로 지목받고 있습니다. 특히 유방암의 80% 가량이 파라벤으로 인한 것이라고 합니다. 결국 피부를 위해 바르는 화장품이 암을 유발하는 셈입니다.

겨우살이를 함유하는 천연약초로 제조하는 화장품은 화학적으로 가공하지 않고 천연물질만을 원료로 사용하여 제조한다는 점만으로도 파라벤의 공포에서 벗어나 안심하고 사용할 수 있습니다. 특히 국내에서 시판되는 천연한방 화장품의 경우 정제수 대신 추출물 100%로 제조된 제품도 있는데 아토피 등 피부질환에 탁월한 효과가 있고 부작용이 없는 것으로 알려져 있습니다.

겨우살이, 아토피를 이기게 해 주다

배일성_23세, 남, 경기도 광주, 가명

어릴 적부터 아토피로 갖은 고생을 다 겪으며 살아왔습니다. 초등학생 때부터 아토피가 너무 심해서 친구들 사이에서 오랫동안 따돌림을 당한 적도 있었고 중학교 때는 아토피로 인한 여러 가지 악재가 겹쳐 중퇴를 해야만 했습니다. 그렇게 전신 아토피가 너무 심해 남들이 겪었던 학창시절을 제대로 지내보지 못했습니다.

아토피는 유독 봄, 가을 환절기 시즌에 유독 심했습니다. 관절이 접혀 살이 맞닿는 부위마다 피부가 발갛게 오르고 습진이 생겨 진물냄새가 몸에 진동했고, 가려움에 긁어대니 피부가 손닿는 부분마다 일어나 먼지처럼 폴폴 날리거나 옷에 항상 묻어있었죠. 겨울도 건조하니 힘든 건 마찬가지였습니다. 심할 때는 옷과 피부가 쓸려 온 몸이 아파왔고, 옷 재질에 따라 진물이 옷에 엉겨 붙어 옷을 벗을 때면 항상 고역이었습니다. 아토피를 어떻게 하면 완치할 수 있을까 또는 어떻게 하면 증상을 낮출 수 있을까 밤낮으로 고민하고 방법을 찾아가며 살아야만 했습니다.

아토피를 치료하기 위해 해보지 않은 것이 없습니다. 식단 조절은 물론이고 규칙적인 생활을 꾸준히 해내기 위해 노력했습니다. 그러나 그때그때 병의 정도가 완화될 뿐이지 아토피가 완치되는 것은 아니었습니다.

남들은 고3 입시 스트레스로 고생하던 열아홉 살 때, 저는 혼자 집에서 검정고시 공부를 하며 아토피와 힘겹게 싸웠던 시절이 있었습니다. 그때는 가을로 넘어가는 환절기였기에 아토피가 극성을 부리던 때였습니다. 검정고시 공부를 하느라 스트레스를 받은 때문인지는 모르겠지만 병원에서 처방해준 약으로는 아토피의 정도가 좀처럼 완화되지 않았습니다. 저는 그 때문에 결국 검정고시 시험 날에 시험을 치르지 못했습니다. 남들처럼 정상적인 생활을 살지 못한다는 압박감과 수치심이 저를 더욱 힘들게 만들었고 아토피 상태는 날이 갈수록 심해졌습니다.

그러던 어느 날, 어머니께서 겨우살이 추출물이 들어간 연고와 화장품을 구해오셨습니다. 아토피에 좋다는 얘기를 제 앞에서 늘어놓으셨지만 저는 어머니의 말을 모두 믿지 않았습니다. 겨우살이가 무엇인지 몰랐던 데다가 이미 여러 가지의 대체요법의 시도를 해봤지만 그 때마다 실망스런 결과를 겪었기에 반신반의했던 것입니다. 그러나 어머니는 겨우살이를 함유한 화장품으로 아토피 증상이 많이 개선되고 피부 트러블이 많이 치료됐다는 얘기를 주변에서 많이 들었다면서 제게 강력히 권하셨습니다. 어머니의 성화를 이기지 못한 저는 겨우살이를 함유한 화장품을 사용하기 시작하였고 뒤이어 구해오신 겨우살이 추출물 액상제도 복용했습니다.

겨우살이 추출물은 생각보다 맛이 없었기 때문에 먹는 동안 고생을 했지만 꾸준히 참고 한 달을 복용했습니다.

겨우살이 추출물을 복용하고 바르기 시작한 초기에는 다른 방법들처럼 이렇다할 변화가 없었습니다. 그래서 또 이렇게 실패하는 구나라고 생각하며 실망했었습니다. 그런데 한 달을 바르고 복용한 결과 아토피가 평소보다 많이 가라앉은 것을 느꼈습니다. 아토피가 생기지 않더라도 항상 가려움 증상을 동반한 채 살아가던 제 몸에서 작은 변화가 일어났던 것입니다. 아토피 증상 부위가 많이 나아졌습니다. 저는 놀라지 않을 수 없었습니다.

이제는 긴 옷을 입는 것도 예전보다는 자유로워졌다는 것을 많이 느낍니다. 밖을 돌아다니는 것에 대한 부담감도 많이 줄어들었습니다. 여전히 저는 아토피를 겪고 있지만, 외면상으로는 많이 좋아졌고 증상도 완화되어 정상생활을 하는 것이 예전보다 훨씬 수월해졌습니다. 아토피를 이기고 저를 세상 밖으로 나올 수 있게 해준 겨우살이에게 고마움을 느낍니다. 이밖에도 겨우살이 제재가 여러 질병에 도움이 된다는 사실을 알게 되었습니다.

여러분에게 겨우살이 제재를 강력하게 추천해드리고 싶습니다.

🌿 각종 관절질환

한방에서 겨우살이는 신경통과 관절에 특효가 있다고 알려져 있으며, 유럽권 국가의 연구에서도 이미 60여 년 전부터 관절계통 치료에 효과가 있음을 입증하였고, 안정된 치료제인 Pleasant(주사제), Hornerz, Syviman N pasture(틴크제), Cartilago(정제) 등 5종류의 제품이 시판되어 효과를 입증받고 있습니다. 이 제품들은 특히 관절질환에 따른 통증을 완화하며 관절의 운동력을 증가시키는 것으로 잘 알려져 있습니다.

관절염의 대표적인 예로 종종 사용되는 질환에는 퇴행성 관절염과 류마티스 성관절염이 있는데, 퇴행성 관절염은 노인성 질환으로 주변에서 가장 흔하게 찾을 수 있는 질환입니다. 중, 노년에 주로 발생하는 퇴행성 관절염은 노화에 따른 체중 증가, 골밀도 감소 등으로 인한 노화질환이며, 관절을 보호하는 연골이 노화에 의해 손상·변화되어 관절을 이루고 있는 뼈와 인대 등에 손상을 일으켜 염증과 통증을 유발하게 되는 것이 질환입니다. 체중부하가 많은 무릎, 발목, 척추 등에 자주 발병되는데 관절 변형, 동통, 운동 장애 등이 동반되는 특징이 있습니다.

퇴행 부위만 통증이 있는 국소 통증이 있으며, 통증의 정도가 잠깐 아픈 정도로 시작하여 인지하기가 힘든 질병입니다. 통증의 강도가 심해지는 40대 이후에 드러나는 질병으로 55세 이상에서 85%, 75세 이상의 대부분에게서 나타나는 노화성 질병이 특징입니다. 남성에 비해 여성이 3.4배나 높게 나타나며, 노화에 그 원인이 있어 매우 일반적이고 만성적인 병이라고 볼 수 있습니다.

통증이 가장 주된 증상으로 나타나고, 완치가 매우 힘든 만성질환이므로 주로 통증을 줄이기 위한 아스피린, 스테로이드, 진통소염제 등 진통제 계열의 약제를 처방하는 질환인데, 오랜 기간 투약해야 하는 병임에도 불구하고 만성 복용 시 위 약제들은 소화기관 이상 등의 부작용이 발생하는 상당히 독한 약제이기 때문에 주의를 요합니다.

류마티스성 관절염의 경우, 퇴행성 관절염과 큰 차이가 있습니다. 우리 몸의 관절은 활막이라고 불리는 얇은 막이 만들어내는 활액에 의해 부드럽게 움직일 수 있는데, 바로 이 활막에 염증이 생겨 번지게 되며 결국 관절이 파괴되는 매우 심각한 질환입니다.

　류마티스성 관절염이 더욱 무서운 이유는 현대 의학으로도 그 원인을 정확하게 밝히기 어렵다는 점과 어린이부터 노인까지 전 연령에 걸쳐서 발병한다는 점 역시 누구도 방심할 수 없게 만드는 질병입니다. 류마티스성 관절염이 심화될 경우 관절연골을 물론 주위 조직까지 파괴하며 관절의 부종과 심각한 통증을 유발하며 관절 변형 및 강직까지 일어나는 난치성 질환입니다. 퇴행성 관절염에 비해 고통이 전신에 수반되는 차이가 있어 매우 고통스러운 질병이며, 완치율이 드문 난치성 질환이어서 고통을 줄이는 치료가 대부분을 차지합니다. 그 때문에 퇴행성 관절염과 같이 진통 소염성 스테로이드 약제가 많이 쓰이는데, 부작용이 잦으며 몸에 무리를 주는 약제이기 때문에 겨우살이와 같이 통증을 완화시키며 부작용이 없는 보조요법이 매우 효과적입니다. 특히 플레노솔(Plenosol) 등의 겨우살이 제제의 약제가 효과적으로 나타나고 있습니다.

 간염

B형 간염은 간염 질환으로 자연치유가 되어 항체가 생기는 경우가 90~95%에 달해 심각하지 않은 병으로 인식하기 쉬운 질병입니다. B형 간염 바이러스로 명명된 바이러스의 감염으로 발생하는 B형 간염은 병명 그대로 간에 염증이 생기는 질환입니다. 충분한 휴식과 영양소 섭취로 면역체계에 의한 자연치유를 유도하는 것이 가장 일반적인 치료법으로 알려져 있지만, 면역력이 약한 유년기에는 만성으로 발전

할 가능성이 큰 위험한 질환입니다. 만성 B형 간염으로 발전할 경우 간경변증 또는 간암으로 발전되며, 원발성 간암의 70%는 B형 간염 바이러스에서부터 출발할 정도로 초기에 치료하지 않으면 심각한 상황을 초래할 수 있고, 전염성이 높아 주변인까지도 위험에 빠지게 하는 질환입니다. C형 간염은 B형 간염에 비해 매우 위험한 질병인데, 자연 치유 비율이 1% 미만으로 관찰되는 매우 심각한 질환입니다.

만성 간염으로 발전하였을 경우 B형 간염 바이러스의 증식을 억제하는 인터페론 계열의 약제가 사용되지만, 사용 기간에 따라 부작용이 발생하기도 하고 B형 만성 감염의 경우 20~30%의 낮은 치료율을 보입니다. 다만, C형 간염에 인터페론이 일반적으로 인정받는 치료제로 사용되는데, 재발율이 높아 완벽한 치료를 할 수 있다고 장담할 수 없는 것이 사실입니다. 최근 만성 B형 간염 치료제로 각광받는 항바이러스제 라미부딘은 B형 간염 바이러스 증식 억제효과가 우수하며 부작용이 적은 장점이 있지만, 재발율이 높고 약제에 면역성을 가진 변종 바이러스를 만들 가능성이 있는 등 문제점 역시 발생하고 있습니다.

간염에 있어서 겨우살이는 기본적으로 면역체계를 개선하는 큰 효과로 인해 가장 주목받는 보조요법입니다. 특히 겨우살이에는 면역 활성화에 의한 항바이러스 활성 효과가 있기 때문에 바이러스성 질환인 간염에 더욱 효과적으로 작용합니다. 대식세포 활성화에 도움이 되는 겨우살이는 인터루킨-12라 불리는 물질 분비를 촉진시키며, 여기서 만들어진 인터루킨-12가 자연살해세포를 활성화하고, 간염 치료제로 쓰이는 인터페론의 생성을 촉진시켜 우리 몸의 자연치유력을 더욱 강화시키는 역할을 합니다. 다시 말해, 겨우살이가 촉진시킨 인터페론 성분은 우리 몸에서 자연적으로 만들어진 항바이러스제이므로 약물로 투약받는 인터페론에 비해 부작용이 매우 적은 치료제가 되는 것입니다. 같은 방식에 의해 우리 몸에 들어오는 각종 바이러스성 질환에 매우 효과가 크다고 볼 수 있습니다.

그러나 겨우살이 연구가 가장 활발한 유럽지역에서는 간염성 질환이 아시아 지역에 비해 매우 드물게 나타나므로 그 연구가 아직 부족한 것은 사실입니다. 비교적 최근에서야 간염과 같은 바이러스성 질환에 대한 겨우살이 연구가 진행되고 있습니다.

◈ 간략하게 읽는 겨우살이 ◈

🌿 겨우살이는 숙주나무의 종류에 따라, 숙주나무가 위치한 토양의 지질이나 위치에 따라 그 성분이 차이가 납니다.

🌿 현재의 의학은 최대한 비수술을 목적으로 최대한 후유증이나 고통 없이 치료하기 위해 환자의 심리상태에 귀를 기울이기 시작했습니다.

🌿 겨우살이는 연구개발 초기에 천연 암 치료제로 기대되어 왔지만, 연구의 진행과 임상치료를 통해 드러난 효능은 삶의 질 향상에 더 큰 효능을 보였습니다.

🌿 겨우살이는 신체 면역력을 증가시킴으로써 그 정도에 차이가 있을 뿐 대부분의 암에 긍정적인 효과를 발휘합니다.

🌿 겨우살이는 한방, 양방을 가리지 않고 고혈압, 동맥경화, 관절염, 중풍 등의 순환기 질환에 사용되어 왔고, 유럽에서는 이미 동맥경화 및 고혈압 치료제로 판매, 사용되고 있습니다.

🌿 겨우살이의 면역체계 개선에 따른 효과로 인해, 더욱 강화된 면역 체계가 당뇨로 인한 합병증세 발병을 낮추고 변이를 일으킨 췌장세포를 정상화시키는 데 도움을 주어 당뇨 치료에 효과가 있습니다.

🌿 아토피성 피부염 등 각종 난치성 피부질환에 겨우살이를 사용했을 경우 근원적인 면역체계 회복으로 피부 알레르기를 유발하는 인자에 대해 방어도가 올라가며, 아토피로 인해 피부에 상처가 났을 경우 각종 세균으로부터의 보호도 가능하기 때문에 약물치료와 병행했을 때 큰 효과를 볼 수 있습니다.

한방에서 겨우살이는 신경통과 관절에 특효가 있다고 알려졌으며, 유럽권 국가의 연구에서도 이미 60여 년 전부터 관절 계통 치료에 효과가 있음을 입증했습니다.

간염에 있어서 겨우살이는 면역체계 개선으로 효과적인 치료가 가능하여 가장 주목 받는 보조요법입니다. 특히, 겨우살이에는 면역 증강 및 활성화에 의한 항바이러스 활성 효과가 있기 때문에 바이러스성 질환인 간염에 더욱 효과적으로 작용합니다.

북유럽 신화의 로키와 미스틸테인

스칸디나비아 반도의 오래된 신화인 북유럽 신화에서 겨우살이는 굉장히 중요한 역할을 맡고 있습니다.

북유럽 신화에서 신들의 왕인 오딘에게는 사랑하는 아내이자 가정, 결혼, 출산의 여신인 프리그와의 사이에서 낳은 두 아들인 발두르와 회드르가 있었습니다. 회드르는 장님으로 태어났으나 발두르는 빛의 신이며 뛰어난 달변가라 모든 신의 존경과 사랑을 받았습니다.

그런 발두르가 어느 날 꿈을 꾸게 되었는데, 그것은 바로 자신의 죽음을 예언하는 예지몽이었습니다. 죽음이 두려운 발두르는 어머니인 프리그에게 갔습니다.

"어머니, 제가 끔찍하게 죽는 예지몽을 꾸었습니다. 너무나도 무섭습니다."

자신이 끔찍하게 아끼며, 모든 신의 존경과 사랑을 받는 아들이 죽는다는 이야기를 듣자 프리그는 '운명은 바꿀 수 없다'는 원칙을 깨고 세계의 모든 만물을 찾아다녔습니다.

"부디 제 아들 발두르를 해치지 말아주세요."

신들의 여왕 프리그의 간곡한 부탁을 들은 모든 만물들은 절대 발두르를 해치지 않겠다는 약속을 하였고, 발두르는 어떠한 것에도 죽지 않는 불사의 몸이 되었어요. 그 이후, 발두르를 찾아오는 많은 신들은 그의 몸에 각종 무기를 집어던지는 방법으로 발두르의 불사를 축하하고 프리그의 사랑을 존경하였습니다.

하지만, 그 모습을 아니꼽게 보는 신이 있었는데, 그가 바로 장난과 변덕의 신 로키였습니다.

"내 아들들은 세상을 멸망시킨다는 예언 때문에 쫓겨나고, 묶여 지내고, 바다에 처박히는 수모를 당했는데, 자기 아들이라고 죽음의 예언을 억지로 바꿔? 그 꼴은 못 보지."

로키는 그 즉시 노파로 변신하여 프리그에게 접근하였습니다.

"모든 신의 여왕이시여, 사랑하는 발두르는 가장 강한 쇠로 만든 활에도 죽지 않나요?"

"당연하죠. 이미 쇠의 신에게 맹세를 받았지요."

"그렇다면 맹독에는 어쩔 도리가 없겠지요?"

"세상의 그 어떤 맹독으로도 이젠 내 아들 발두르를 죽일 수 없답니다."

로키는 끈질기게 세상의 모든 만물을 들먹였지만 그 어떤 것도 발두르를 죽이지 못한다는 대답만 계속되었어요. 로키는 포기하지 않고 물었습니다.

"그렇다면 미스틸테인은 어떤가요?"

미스틸테인은 바로 겨우살이를 가리키는 말이었습니다. 프리그는 반복되는 질문에 지겨워져 심드렁하게 대답했어요.

"어머, 미스틸테인도 찾아갔지만 그것은 너무 어리고 약해 누군가를 해할 수 없을 것 같아 따로 약조는 받지 않았어요."

이때 로키의 눈이 반짝였습니다. 로키는 그 길로 겨우살이를 다듬어 마법의 창을 만들고 발두르의 연회장을 찾아갔습니다. 이

때도 역시 수많은 신이 발두르의 몸에 무기를 던지며 경의를 표하고 있었어요. 로키는 주변을 두리번거렸습니다. 자신이 발두르를 직접 죽이면 자신도 무사하지 못하다는 것을 잘 알고 있었기 때문이죠. 그리고 마침내 로키의 눈에 한 신이 들어왔습니다. 발두르의 동생이자, 장님인 회드르였어요.

"주신 오딘의 아들 회드르여, 왜 형님 발두르의 몸에 어떠한 것도 던지지 않습니까? 형님인 발두르는 불사의 몸이라 어떠한 것에도 해를 입지 않는걸요."

회드르는 시무룩한 얼굴로 대답했어요.

"저 역시 형님께 경의를 표하고 싶지만 장님이라 형님이 어디에 있는지도 모르는 걸요."

"그렇다면 제가 드리는 이 창을 던져보십시오. 위치는 제가 알려드리겠습니다."

그제야 회드르는 표정이 밝아졌어요. 결국 회드르는 로키가 건넨 겨우살이 창을 발두르에게 던졌고, 발두르는 동생의 공격에 그만 목숨을 잃고 말았습니다. 회드르는 크게 놀랐지만 이미 자신에게 창을 건넨 로키는 사라지고 난 뒤였죠.

이 사건이 계기가 되어 회드르는 죽음을 맞고, 신들의 세계에 멸망을 가져다 준 전쟁, '라그나로크'가 일어나게 됩니다.

비록 겉으로 보기에 연약하고 여리게 보이지만 그 안에는 강인함을 갖고 있는 겨우살이 이야기입니다.

4장

HOW

겨우살이는
어떻게 이용할까?

겨우살이의 효과적인 섭취방법

항암 필수 요소와 면역 체계 강화 등 건강에 매우 긍정적인 효과를 갖고 있는 겨우살이를 효과적으로 섭취하기 위해 수많은 연구와 실험이 진행되었습니다. 이러한 실험에서 가장 중요한 필수조건은 바로 '이 건강한 성분을 최대한 섭취하려면 어떤 방법을 통해야 할까?'였다는 건 두말할 필요가 없을 정도로 당연한 것이겠죠.

의학계에서 가장 주목하고 있는 겨우살이 주요 성분은 바로 겨우살이 렉틴입니다. 단백질 형태의 항암성분인 이 겨우살이 렉틴을 최대한 효과적으로 섭취하기 위해 많은 연구가 진행되어 왔으며, 이러한 연구를 통해 밝혀진 겨우살이 렉틴은 다음과 같은 특징을 갖고 있습니다.

겨우살이 렉틴은 고분자로 이루어진 단백질입니다. 그 때문에 특징을 밝히는 데 더욱 더 오랜 시간이 걸렸습니다. 연구원들의 끈질긴 연구에 의해 겨우살이 렉틴의 모든 구조가 밝혀졌고, 그 유전자를 이용하여 렉틴을 제조, 임상 실험까지 수행하는 단계에 이르렀습니다. 이러한 연구원들의 노력 덕분에 우리가 더욱 쉽게 겨우살이 렉틴을 알고 섭취할 수 있게 된 것입니다.

하지만, 겨우살이 렉틴을 섭취하는 데 있어서 큰 난관에 부딪히게 되었습니다. 겨우살이의 항암성분은 매우 강력하지만, 조금만 변형이 일어나도 그 항암성분을 잃게 되는 것을 알게 된 것입니다. 즉, 변성이 일어난 렉틴은 항암활성을 하지 못하는 단백질이 되고 마는 것입니다. 또한 렉틴은 단백질로 이루어진 물질이라 92°C 열에서 단백인자가 파괴되는 치명적인 단점이 발견되었습니다. 그 때문에 겨우살이를 중탕으로 끓여서 섭취하는 것으로는 겨우살이 렉틴의 효과를 볼 수 없는 것으로 밝혀졌습니다.

끓이지 않고 생식으로 섭취한다면?

단백질 성분인 겨우살이 렉틴이 열에 의해 변화되어 흡수될 수 없다면 직접 생으로 섭취하면 되지 않을까요? 지금부터 답을 알려드리겠습니다.

끓이지 않았으니 렉틴 성분은 파괴되지 않는 것은 사실입니다. 다만 생으로 섭취한다고 해서 체내에 겨우살이 렉틴을 그대로 섭취할 수는 없습니다. 그 이유는 소화기관을 통해 분해되는 겨우살이 렉틴 성분 때문인데, 수 미터에 달하는 소화기관을 지나며 겨우살이 렉틴은 어떠한 변화가 일어나는지 소화기관을 따라 살펴보겠습니다.

위장

입과 식도를 지난 겨우살이 렉틴은 곧 위에 도착하게 됩니다. 위장 표면은 효과적인 음식물 섭취를 위해 상피세포로 이루어져 있으며 소화를 위해 각종 소화효소를 담은 위액이 분비됩니다. 위액은 소화 정도에 따라 pH 1.2~5.0까지의 산성을 유지하고 있는데, 이곳을 지나는 겨우살이 렉틴 단백질은 산성 위액과 소화효소를 지나며 그 구조가 변형되고 분해되게 됩니다. 이 과정을 거치며 겨우살이 렉틴의 활성화 효과가 사라지게 되는 것입니다.

십이지장에서 소장까지

위장을 지난 겨우살이 렉틴은 잘게 분해되어 십이지장을 거쳐 소장까지 도착하게 됩니다. 이미 분해되어 제 기능을 잃은 겨우살이 렉틴은 소장에 이르러 모든 분해가 끝나게 되는데, 바로 십이지장을 거치며 분비되는 췌장효소 및 담즙에 의해 더욱 잘게 분해되는 것입니다. 특히 췌장에서 분비되는 췌장효소는 위와 십이지장을 거쳐 오며 분해되지 않은 단백질을 완전 분해시켜 아미노산으로 만드는 역할을 하게 됩니다. 렉틴의 효능이 거의 상실되는 것입니다. 겨우살이 렉틴이 생식으로 섭취될 수 없는 이유는 바로 소화에 의한 구조 분해 때문입니다.

그러나 이것은 겨우살이 고형분의 경우 그렇다는 것입니다. 액상으

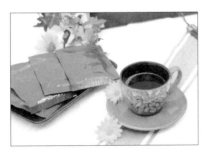

겨우살이를 함유한 액상제

로 추출된 겨우살이는 다릅니다. 액상 겨우살이는 고형분과 달리 위에 머무는 시간이 짧기 때문입니다. 또한 소장에서 흡수가 빠릅니다. 특히 강산성 위산이 분비되지 않은 공복에 복용하는 것이 더욱 좋으며 산도가 높은 위산이 렉틴성분을 파괴하는 것을 방지하기 위한 것입니다. 액상 겨우살이의 렉틴은 위장을 신속하게 통과하여 면역세포 70% 정도가 다량 분포되어 있는 소장 상층부에서 대부분 흡수됩니다.

이렇게 면역세포까지 도달한 렉틴성분은 흡수되어 면역세포가 활성화 되고 면역력은 강화되게 됩니다.

겨우살이 주사요법

겨우살이의 성분을 최대한 흡수하기 위한 방법으로 갖가지 방법의 연구가 진행되었습니다. 그리고 겨우살이 렉틴을 최대한 안정적으로 흡수하기 위한 한 가지의 방법을 발견했습니다. 바로 주사요법입니다. 겨우살이 렉틴 성분은 물에 잘 녹아나오는 수용성 물질입니다. 여기서 착안한 주사요법은 겨우살이의 주요 성분을 물에 최대한 녹여내어 정맥 국소 또는 피하주사 등으로 직접 투약하는 방법입니다. 다행히 이 방법으로 겨우살이 렉틴 성분을 최대한 흡수할 수 있게 되었습니다.

　또한 겨우살이 주사의 경우 일반적으로 이틀에 한 번 정도의 투여 기간을 갖는데, 항암제, 방사선, 대수술 등으로 약해진 면역력 회복과 부작용 감소, 체온 상승 등 환자의 삶의 질을 향상시키고, 항암 효과가 있으며 특히 유방암에 효과가 뛰어납니다.

이 밖에도 주사요법으로 다양한 질병치료와 면역상승요법으로 사용할 수 있는 약침액이 개발되어 사용되고 있는데 특히 신장치료의 효과가 매우 뛰어나며 고혈압, 뇌졸중, 혈열, 혈담 등의 혈액 전조증에 사용되면 빠른 효과를 기대할 수 있고 통풍의 경우 췌장치료를 병행하면 만족할 만한 효과를 가져올 수 있습니다.

현대의 수많은 질병 중 고관절의 퇴화증상으로 나타나는 통증과 괴사에 사용하면 그 효과는 주목할 만하므로 더 많은 연구와 사용으로 수술요법을 하지 않고도 완쾌될 수 있다는 사실은 모든 환자들에게 고무적이라 하겠습니다.

겨우살이 성분 추출의 어려움

물론 겨우살이 연구에 긴 역사를 투자한 유럽에서는 다른 방식으로 섭취할 경우 그 효과가 굉장히 떨어지기 때문에 가장 일반적인 겨우살이 요법이 주사요법으로 자리잡게 되었습니다. 물론 긴 기간 동안 사용된 겨우살이 요법인 만큼 장점은 더욱 강화되었습니다. 주사로 직접 환부 또는 체내에 주입하다보니 흡수가 매우 빠르며 빠른 약효를 기대를 할 수 있는 점에서 주사요법은 큰 장점이 있습니다.

약초 섭취에 있어서 한방의 방법으로, 우리나라에서는 흔히 겨우살이를 채취해 약탕기에 달여 먹는 방법을 종종 사용하는데, 이 경우 심각한 부작용을 초래할 수 있습니다. 겨우살이에는 렉틴 등의 긍정적역할을 하는 세포가 있는가하면 독성 성분 또한 존재하는데, 비스코톡신이 바로 그 독소의 대표적인 예입니다. 다수의 비스코톡신이 활동할경우 소화불량 등을 초래하거나 심할 경우 소화기 자극으로 인해 위장장애가 생길지도 모르는 일입니다.

더욱이 렉틴은 고온에서는 파괴되는 성분입니다. 약탕기에 달이는 중탕법에서 렉틴은 거의 파괴됩니다. 설사 파괴되지 않은 렉틴이 남았다고 해도 고형분의 형태이기 때문에, 앞서 말씀드린 바와 같이, 대부분 위에서 위산에 의해 쉽게 파괴되고 맙니다. 결국 중탕법은 1차적으로는 고온에 의해, 2차적으로는 위산에 의해 주요성분인 렉틴이 파괴되는 것입니다.

그런 까닭에 효과적이고 안전한 구강섭취 방법이 끊임없이 연구되고 있으며, 저온 추출이나 알코올 추출 등 많은 방법을 시도해보고 있는 실정입니다. 최근에는 저온공법으로 추출한 겨우살이 제품 등이 국내 특허를 받아 시판 중에 있습니다. 생식이나 가정에서 이용하는 중탕 방법의 부작용과 위험성을 제거하고 안심하고 편리하게 먹을 수 있는 액상제를 만들었다는 점에서 쾌거가 아닐 수 없습니다. 1차 가공을 통해 액상제, 2차 가공을 통해 암 환자들에게 효과적인 약침주사약이, 3차 가공을 통해 젤 형태 제품이 만들어지는데, 신뢰도와 활용도가 높아 이미 김치, 화장품 등 다양한 분야에서 면역 증강 및 보완 요법으로 활용되고 있습니다.

언제 겨우살이 주사요법을 실시해야 할까?

겨우살이 요법은 현재 암 치료 대체의학 및 현대의학 분야에서 가장 주목을 받고 있는데, 겨우살이에 있는 복합면역효과가 몸을 신체·정 신적으로 안정화시켜 장기간의 힘든 치료를 받아 체력이 약해지는 암 환자에게 큰 도움이 되기 때문입니다. 그리고 겨우살이 요법의 사용 시기나 투여 방법에 따라 그 효과가 달라져 더욱 효과적인 치료가 가 능하기도 합니다. 구체적으로 언제, 어떻게 투여하였을 때 어떤 효과 가 있는지에 대해 알아보겠습니다.

- 암 수술 전후에는 BCL2의 활성화로 재발 확률이 높은 암의 재 발을 막기 위해 사용됩니다. 그와 더불어 수술 중 쉽게 전이되 는 암의 전이를 막아주며, 수술 이후 환자의 신체 회복을 촉진 시킵니다.
- 수술이 불가능할 정도로 암이 전이되었을 경우에도 겨우살이 요법은 환자의 자연치유력을 극대화시키고 고통을 줄여 환자

의 수명 연장과 고통 없는 삶의 질 향상 등에 매우 중요한 요소로 작용합니다.

- 항암제, 방사선 요법 등 현대의학 분야에서 흔히 행하는 암 치료와 병행하였을 때에 부작용이 큰 항암제와 방사선 요법의 부작용을 줄여 몸의 회복이 빨라지고 이에 따라 잦은 항암 치료에도 견딜 수 있는 건강을 유지시켜줍니다.

- 겨우살이의 면역성분이 체내의 대식세포를 자극하여 P53(암성장 억제 및 전이·재발 방지 유전자)을 활성화시킴으로써 BCL2(암성장 촉진 및 전이·재발 유전자)를 억제하여 항암 치료에 탁월합니다.

- 암 부위에 직접 투여하여 치료효과를 기대할 수도 있는데, 특히 유방암이나 임파선의 경우에 암세포를 괴사시켜 큰 효과를 기대할 수 있습니다.

- 암으로 인해 장기능이 저하되는 등의 원인으로 생기는 복수(腹水), 치사율이 높은 췌장암이나 폐암으로 인해서 흉막강 내에 생기는 흉수(胸水)치료의 경우에 물을 뺀 후 겨우살이 요법을 실시합니다. 이 경우 긍정적 효과가 크게 나타날 수 있으며, 특히 흉수의 경우에는 큰 치료효과가 있다고 알려지고 있습니다.

- 주사의 형태로 정맥주사를 통해 투여하는 방법도 있는데, 그 용량을 늘려 고용량 투여 시 빠른 효과를 기대할 수 있습니다. 암에 의한 고통을 크게 줄여주는 천연진통제적 효과도 기대할 수 있습니다.

겨우살이 요법에 부작용은 없을까?

겨우살이 요법의 가장 큰 장점으로 꼽히는 것 중 하나가 다른 치료제에 비해 부작용이 거의 없다는 점입니다. 다만, 겨우살이 요법은 6개월 이상 장기간 이루어졌을 때 그 효과를 더욱 크게 기대할 수 있다는 점에서 요법 도중에 드러나는 붉은 반점 등의 이상 현상이 존재할 수 있습니다. 면역 증강에 따른 일시적인 반응일 경우가 많지만, 면역체계 증강으로 인한 몸의 변화로 볼 수 있습니다.

- 장기이식이나 골수이식 등 각종 이식수술을 받은 환자의 경우에는 겨우살이의 긍정적 기능인 면역기능의 강화가 이식 부위를 다른 세포로 인식하여 거부반응이 더욱 커질 수 있으므로 겨우살이 요법에 적합하지 않을 수도 있습니다.

- 겨우살이 요법 도중 급성 염증성 질환이나 고열 환자의 경우 일시적 중단이 필요합니다. 고열의 경우 인체 이상 증상 중 가

장 대표적인 반응이기 때문에 그 발생 원인이 무엇인지 정확하게 파악을 한 후에 겨우살이 요법의 진행을 결정해야 합니다.

- 폐결핵 환자의 경우 겨우살이에 함유된 성분의 개별 작용으로 인해 염증이 유발될 수 있으므로 암 환자의 경우일지라도 폐결핵을 동반하였을 경우에 겨우살이 요법을 일시 중단하고 의사와 상담을 하는 것이 좋습니다.

- 뇌종양·척수암 환자의 경우 따로 보고된 사례는 없지만 뇌압 상승 등에 매우 예민한 치료를 해야 하므로 겨우살이 요법을 주의하는 것이 좋습니다. 특히 뇌부종 치료로 많이 쓰이는 스테로이드제와 병행할 경우 각별한 주의가 필요합니다.

위 이상 증상이 의심될 경우에는 전문의와 상담하여 그 용량이나 방법, 치료재개 등의 조정이 필요합니다.

겨우살이 주사요법과 함께 하면 좋을 보조요법에는 뭐가 있을까?

몸의 기본 면역체계를 개선시켜 대부분의 질환에 효과가 있는 겨우살이라 할지라도 그 성능을 더욱 강화시켜 줄 보조가 필요합니다. 혹자는 식이요법이나 민간요법 등이 모두 쓸모없다고 얘기하지만, 이미 의학의 발전으로 각 대체의학들의 효능이 드러나 옥석이 가려진 상황에서 무조건적으로 외면하는 것은 바람직하지 않습니다.

세계적으로 권위 있는 암 전문 연구소인 미국 국립암연구소에서는 식물 약효성분의 효과에 대해 끊임없는 연구를 거듭하고 있습니다. 또한, 동양의학인 한방학에서는 전통적으로 식물과 동물의 각 특성을 이해하고 각 조합을 통해 가장 효과적인 조합을 발견하여 체질에 맞는 약을 처방하기로 유명합니다. 지금까지 사용되어 왔던 인공화학적 약물보다 천연성분을 통해 인체부작용이 덜한 치료제를 개발하는 데 더욱 박차를 가하고 있는 것입니다.

수많은 방송매체나 의학 잡지 등을 통해 유행을 타는 치료 성분이 있습니다. 비타민 C가 그랬고, 각종 버섯이나 해초, 곡물 등이 그렇습니다. 이제 더 나은 치료제는 소비자의 선택에 맡겨지고 있습니다. 하지만 범람하는 정보 속에서 전문 의학지식이 부족한 소비자는 항상 유행과 소문에만 따르다가 제대로 된 효과를 보기 전에 다른 치료법으로 넘어가 도루묵으로 만들어버리는 과오를 범하기도 합니다. 그렇기 때문에 각 특성을 이해하고 어떤 성분·식품이 겨우살이와 좋은 궁합을 이뤄 더욱 건강한 신체를 만들어 줄 수 있는지도 알아보겠습니다.

기본적으로는 식물의 잎과 뿌리, 줄기와 껍질 같은 자연식을 골고루 섭취하는 방법이 가장 좋습니다. 집중적 치료에는 검증된 보조식품 등을 활용할 수 있는데, 겨우살이와 함께 차가버섯이 잘 알려져 있습니다. 일본 동경의대 자연의학부에서는 차가버섯 추출물을 주사와 액상으로 투여하여 치료에 활용하고 있습니다. 필자는 겨우살이 추출물만을 사용하거나 여기에 다양한 약초 추출물을 보조적으로 사용하는 방법으로 많은 환자들을 치료한 경험이 있습니다.

활성산소와 항산화

'항산화 물질이 좋다.'는 얘기는 이제 모르는 사람이 없을 정도로 널리 알려진 이야기입니다. 하지만 '항산화'가 무엇이며, 왜 좋은 것인지 아는 사람은 많지 않을 것입니다. '항산화'는 산화(酸化)를 방지한다는 뜻입니다. 항산화라는 단어가 대중에게 널리 알려지게 된 것은 심혈관계 장애나 노화 질환 등에 '활성산소'가 관여한다는 것이 알려지면서 그 방지책으로 등장하게 된 것입니다.

활성산소라니, 맑고 깨끗한 것을 산소 같다고 표현하기도 하니까

'산소는 인간에게 꼭 필요한 기체 아닌가요?'라고 말을 할 수도 있지만, 바로 이 활성산소는 우리가 흔히 알고 있는 산소와 다른 기능을 합니다. 연구 결과에 따르면 노화와 암의 주원인으로 지목된 것이 바로 이 활성산소인 것입니다.

사람의 몸에는 산소가 꼭 필요합니다. 왜 필요할까요? 산소는 세포가 에너지를 만드는 가장 좋은 원료이기 때문입니다. 사람은 호흡을 통해 산소를 들이마시게 되는데, 이렇게 몸속에 전달된 산소는 각 세포로 운반되어 탄수화물과 지방을 태워 에너지로 변환시키는 역할을 합니다. 이렇게 중요한 산소이지만, 몸속에서 음식물 등과 만났을 경우 '활성산소'를 뿜어내게 되는 것이죠. 산소 성분을 띄고 있지만, 다소 변형된 산소라고 하면 이해가 쉽겠네요.

변형된 활성산소가 만들어지는 이유는 여러 가지가 꼽혀지고 있는데, 외부적으로는 직사광선, 대기 오염, 식품 첨가물, 방사선, 흡연 등과 연관이 있다고 하며, 내부적으로는 스트레스나 노화, 면역저하 등 신체기능 이상 또한 산소를 활성산소로 바꾸는데 일조하고 있습니다.

활성산소가 나쁜데 왜 몸에서 활성산소를 만들어내는 걸까요? 정확히 말씀드리자면, 무조건 나쁘다고 말하기 힘든 것이 바로 이 활성산소이기도 합니다. 우리 몸에서 만들어내는 것이니 다 이유가 있겠지요. 적당한 양의 활성산소는 박테리아나 바이러스, 균과 같은 외부 유해물질을 막아내는 긍정적 역할 또한 있습니다. 다만 이 과정에서 모든 활성산소가 소모되는 것이 아니라, 일부가 남아 몸에 축적되기 때문입니다.

이렇게 남은 활성산소는 세포와 기타 기관을 공격하게 됩니다. 세포를 공격하여 면역기능 이상을 불러일으키며, 각종 질병에 무방비로 노출시키는 이면적인 모습을 갖고 있기 때문에 긍정적인 면보다 부정적인 면이 더욱 더 강조되는 것입니다. 수많은 질환이 활성산소와 직·간접적 영향이 있다는 연구 결과가 있으며, 그 종류를 크게 꼽아보더라도 암, 동맥경화, 당뇨, 뇌졸중, 심근경색, 간염, 신장염, 아토피성 피부염 등에 작용한다고 알려져 있습니다.

　너무 범위가 광대해 어디에 기준을 둬야 할지 언뜻 정리가 되지 않을 것입니다. 이번에도 역시 가장 악질적인 병인 암을 일례로 활성산소가 암에 어떤 영향을 끼치는지 알아보겠습니다.

　활성산소와 암

활성산소가 가장 좋아하는 공격 대상은 세포핵 내 인간구성 지도인 DNA입니다. 그 중에서도 강력한 활성산소인 하이드록실기는 유전자 자체에 직접적인 손상을 가하기도 합니다. 이렇게 활성산소가 DNA에 손상을 입히게 되면 세포는 이상변이를 일으키며 돌연변이화되고, 그러한 세포가 모여 암세포가 되는 것입니다.

　구체적으로 세포의 돌연변이 과정을 살펴보면 3가지 단계로 나눌 수 있는데, 개시단계, 촉진단계, 진행단계로 나뉘게 됩니다. 개시단계에서는 활성산소 등의 발암물질이 DNA를 공격하여 손상을 주는 단계입니다. 여기서 세포손상이 정상적으로 돌아오지 않은 채 계속하여 노출이 되면 굳어져 돌연변이 세포가 되는 것입니다. 촉진 단계는 이렇게 돌연변이를 일으킨 세포가 암세포로 변화되는 과정이며, 진행단계는 돌연변이 세포에서 암세포 형태를 띤 세포가 암세포로 완성되는 단계를 말하는 것입니다. 이렇게 암세포가 생겨나는 과정을 보면 가장 첫 단계에 들어가는 '계기'에 있어서 활성산소가 영향을 끼치게 되는 것이니 활성산소가 암의 주 원인이며 시작점이라고 볼 수도 있는 것입니다.

활성화 세포는 정말 다양한 원인으로 생겨나고, 몸에 축적된다는데, 우리 몸은 그럼 활성산소에 찌들어 있는 것일까요? 건강한 몸이라면 그럴 일은 거의 없다고 볼 수 있습니다. 우리의 몸을 그리 만만하게 볼 수 없죠. 우리 몸 안에서 활성산소를 축출하는 효소가 있는데, 수퍼옥사이드 디스뮤타제, 카타라제, 글루타치온 퍼옥시다제 등 항산화효소가 이런 일을 담당하고 있습니다. 이미 스스로의 모체를 공격하는 항산화산소에 대한 대비가 끝나있다는 것입니다. 다만, 이들 효소 역시 다른 도움이 필요합니다. 셀레늄, 아연, 망간, 구리 등의 보조인자들이 바로 그것입니다. 그 때문에 항상 이러한 보조인자를 섭취하여 항산화 기능을 도와야 하는 것입니다.

셀레늄인자는 항산화, 면역체계 강화, 항암 효과에 탁월한 보조인자입니다. 주로 파, 마늘, 감, 해조류 등에 많이 들어있는 셀레늄인자는 면역 증강 및 염증 조절 효과를 담고 있으며, 간염바이러스 등에도 탁월한 효과를 발휘하는 우수 인자로 알려져 있습니다.

아연은 수퍼옥사이드 디스뮤타제를 보조하는 보조인자로 주로 굴, 호박씨, 해바라기씨, 맥주 효모 등에 포함되어 있으며 면역 기능에도 굉장히 큰 역할을 하는 것으로 알려져 있습니다.

🦋 항산화 비타민 A, C, E

만약 건강에 이상이 생겨 위에서 언급한 항산화효소가 제 기능을 하지 못하게 된다면 우리는 활성산소를 막을 길이 없는 걸까요? 물론 그렇지 않습니다. 항산화 성분을 가진 음식이나 보조제를 섭취함으로써 우리에게 부족한 항산화효소를 보충할 수 있습니다.

항산화 성분을 가진 식품은 굉장히 우리와 밀접한 곳에 있습니다. 사실상 우리가 섭취하는 대부분의 동식물 음식으로부터 섭취하고 있다고 해도 과언이 아닐 정도로 흔하다고 볼 수 있습니다. 물론 그 중에도 더욱 효과적인 항산화제가 있으며, 그것을 알려드리려고 합니다.

항산화 성분은 각종 야채, 과일류, 두류, 곡류, 해초 혹은 해산물, 향신료, 차류 등에 함유되어 있으며, 식품 성분 중 비타민 A, C, E는 활성산소를 제거해 주는 매우 강력한 항산화비타민입니다.

비타민 A, 그리고 베타-카로틴

건강한 피부를 위해서는 비타민 A와 베타-카로틴(β-carotene)을 섭취해야 합니다. 마치 방패와도 같은 역할을 하는 비타민 A성분은 주로 1차적 방어를 맡고 있습니다. 몸을 감싸고 있는 피부, 점막은 1차적으로 외부 미생물과 독소로부터 몸을 지키는 최전방 방어수단입니다. 면역기능에 있어서도 가장 기초적이라고 볼 수 있으니 가장 중요한 면역기능이라고 해도 과언이 아닙니다. 특히 비타민 A는 면역기능 증진과 암세포증식 억제작용, 발암억제작용에 특화되어 있습니다.

비타민 A를 섭취하기 위해서는 베타-카로틴을 섭취하는 것이 가장 건강하고 좋은데, 베타-카로틴은 체내에서 비타민 A로 분해되기 때문입니다. 베타-카로틴은 당근, 고구마, 늙은 호박이나 시금치에 많이 들어있으니 그냥 지나쳐서는 안 될 음식들입니다.

비타민 C

비타민 C는 회복기능과 가장 밀접한 비타민 요소입니다. 우리 주변에서 비타민 C의 보조제는 가장 흔하게 볼 수 있는 비타민 섭취 방법으로 익숙한 비타민입니다. 주로 손상된 DNA를 회복시켜주며, 세포의 산화를 막아주는 기능을 갖고 있습니다. 비타민 C가 충분할 경우 세포의 돌연변이화로 인한 발암 과정을 사전에 저지하여 예방하는 효과가 있으며 활성산소에 있는 독성을 제거하는 기능 역시 갖고 있습니다.

이렇게 중요한 역할을 하는 비타민 C는 그 역할만큼이나 민감한 영양소인데, 육체적·정신적 스트레스에 아주 민감하게 반응합니다. 긴장, 불안 등 정신적 스트레스를 받게 되면 혈중 비타민C 농도 저하로 그 기능이 떨어지게 되며, 흡연 등 신체적 스트레스를 받을 경우에도 눈에 띄게 우리 몸에서 비타민 C가 줄어들게 됩니다.

우리 인체는 굉장히 복잡한 체계에 의해 구성되어 있어 약간의 자극에도 많은 반응이 일어나게 되는데, 스트레스는 주로 호르몬계에 영향을 주게 됩니다. 스트레스를 받게 되면 회복을 위해 심장 박동이 빨라지며, 혈압을 상승시키게 됩니다. 그에 따라 활성산소를 발생시키게 되고, 자연스레 면역력이 떨어지며, 면역력이 떨어지니 세포의 돌연변이화가 진행되어 암이 걸리게 되는 등 각종 질병에 노출되는 체계가 완성됩니다. 이런 경우에는 비타민 C의 섭취가 필수적인데, 비타민 C는 직접 활성산소를 제거하며 비타민 E의 항산화작용 또한 도우니 함께 섭취했을 경우에 더욱 좋은 효과를 내게 되는 것입니다.

비타민 C의 섭취를 위해서는 과일류 등 식물성 식품의 섭취가 매우 중요한데, 동물성 식품에는 비타민 C가 거의 없기 때문입니다. 매우 예민한 비타민인 비타민 C는 내열성이 거의 없어 열에 약하고 산소에 의해 쉽게 분해되어버리는 성향이 있습니다. 주로 과일류 식품에 많이 들어있는 이 비타민 C는 대부분의 녹색 채소류에도 함유되어 있고 고추, 케일 등에 굉장히 많은 함유량이 있다고 알려져 있습니다. 주의할 점은, 수용성 물질인 비타민 C는 우리 몸에 저장되는 일이 없고 섭취 후 12시간 정도가 지나면 소변을 통해 배출되므로 매일 섭취하는 것이 제일 좋습니다.

비타민 E

비타민 E는 공격 성향이 굉장히 강한 항산화물질입니다. 항산화작용에 강점을 보이는 비타민 E는 활성산소를 무독화시키는 역할을 맡고 있으며, 산화환원제라고도 불립니다. 자신을 산화시켜 다른 물질의 산화를 막는 역할을 하는 산화환원이 세포막을 보호하고 면역체계 유지에 매우 중요한 역할을 하고 있습니다.

비타민 E 성분은 주로 식물성 기름에 다량 함유되어 있는데, 각종 곡류의 씨앗, 특히 씨눈에 가장 많이 들어 있습니다. 열에 안정적인 비타민 E는 특히 참깨기름 섭취에 의해 많은 양을 복용할 수 있는데, 참깨에 들어있는 세사미놀 성분이 항산화작용에 매우 효과적으로 작용하여 항산화효과가 배가되는 기능을 하기도 합니다.

◈　간략하게 읽는 겨우살이　◈

🍃 겨우살이를 효과적으로 섭취하기 위해 많은 연구와 실험이 진행되었습니다. 겨우살이의 성분 중에서도 의학계에서 가장 주목하고 있는 성분은 렉틴입니다. 렉틴은 단백질로 이루어진 물질이라 열에 약하다는 치명적인 단점이 있습니다.

🍃 겨우살이를 생으로 섭취해도 체내에 렉틴을 그대로 섭취 할 수는 없습니다. 소화 기관을 통해 분해되는 렉틴 성분 때문입니다. 따라서 강산이 분비되는 위장을 빨리 통과하는 것이 관건이라 할 수 있습니다.

🍃 렉틴은 위를 통과하면서 산성위액과 소화효소에 의해 그 구조가 변형되고 분해되게 됩니다. 분해된 렉틴은 소장에 이르러 모든 분해가 끝나게 됩니다. 십이지장을 거치며 분비되는 췌장효소 및 담즙에 의해 더욱 잘게 분해되고 맙니다. 식후 30분 정도 강산성 위액분비를 피하여 공복에 섭취하는 방법은 일부분 파괴되지만 효과적이라 할 수 있습니다.

🍃 겨우살이 주사요법은 겨우살이 렉틴을 최대한 안정적으로 흡수하기 위한 한 가지 방법입니다. 일반적으로 이틀에 한번 정도의 투여기간을 갖습니다. 잦은 주사 횟수 등이 단점으로 지적되어 왔습니다.

🍃 우리나라에서는 흔히 약탕기에 달여 먹는 방법을 종종 사용하는데, 이 경우 심각한 부작용을 초래할 수 있습니다. 더욱 효과적이고 안전한 섭취를 위해 구강섭취를 이용하는 방법이 끊임없이 연구되고 있습니다.

- 겨우살이 요법의 사용 시기나 투여 방법에 따라 그 효과가 달라져 더욱 효과적인 치료가 가능하기도 합니다.

- 겨우살이 요법의 가장 큰 장점으로 꼽히는 것 중 하나가 다른 치료제에 비해 부작용이 거의 없다는 점입니다.

- 대부분의 질환에 효과가 있는 겨우살이라 할지라도 그 성능을 더욱 강화시켜 줄 보조요법이 필요합니다.

- 비타민A 성분은 주로 1차적 방어를 맡고 있습니다. 비타민C는 회복 기능과 가장 밀접한 비타민 요소입니다. 비타민 E는 공격성향이 강한 항산화 물질입니다. 비타민 E는 활성산소를 무독화시키는 역할을 맡고 있으며 산화환원제라고도 불립니다.

에네이스의 황금빛 겨우살이

영국 스코틀랜드의 저명한 민속학자이자 인류학자인 J.G.프레이저는 일생의 절반인 40여 년간 책 집필에 심혈을 기울였습니다. 그는 결국 종교, 신화, 민간신앙 등을 분석해서 무려 13권의 방대한 분량인 자신의 대표작 『황금 가지』를 출판했습니다. 『황금 가지』라는 제목은 J.M.W 터너의 그림으로도 매우 유명한데, 환상적인 분위기의 호수풍경 아래 한 무녀가 제사의식을 치르는 듯한 장면으로 잘 알려진 작품입니다. 이 두 명작의 모토가 된 하나의 작품이 있었으니, 그게 바로 『일리아스』, 『오디세이아』의 호메로스, 『신곡』의 단테와 함께 서양 3대 서사시인으로 꼽히는 베르길리우스의 대표작 『아이네이스』입니다. 『아이네이스』는 동서고금 최고의 강대국이었던 로마의 건국에 관한 이야기로. 건국 영웅 아이네이아스의 이야기를 10년간 집필해 12권의 서사시에 담은 로마 건국신화에 대한 이야기입니다. 이 『아이네이스』에는 어김없이 겨우살이에 관한 이야기가 나오는데, 어떤 이야기인지 알아보겠습니다.

『아이네이스』의 주인공이자 로마의 건국 영웅인 아이네이아스는 아프로디테 여신과 인간인 안키세스 사이에서 태어난 인물입니다. 그는 로마가 건국되기 전 트로이의 마지막 장군이었습니다. 트로이왕국이 그리스 연합군과 전쟁을 치른 지 십 년만에 패배하고 트로이아 성은 함락됩니다. 그리스 연합군과의 전쟁에서 살아남은 그는 아버지 안키세스, 아들 이올리스와 살아남은 트로이아 사람들을 이끌고 새로운 땅을 찾아 떠납니다.

새로운 땅을 찾으려 모색하던 중 그는 아폴론 신에게서 '옛 어머니'를 찾으라는 신탁을 받습니다. 그는 신탁 속 '옛 어머니'가 조상의 땅 크레타 섬을 뜻한다고 생각하고 그곳으로 향합니다. 그러나 그곳에서 갖은 재앙으로 고초를 겪은 후, 크레타 섬을 떠나 헤스페리아를 거쳐 새로운 땅에 대한 예언을 받아 이탈리아로 향합니다. 그 과정에서 아버지 안키세스는 죽음을 맞고 헤라 여신에 의해 폭풍우로 고생하던 중 가까스로 카르타고에 도착합니다. 카르타고의 여왕 디도는 아이네이아스의 일행을 환영합니다. 모험을 하던 과정에서 아내를 잃어 외로워하던 아이네이아스는 디도 여왕과 사랑에 빠지게 됩니다. 그러나 그 사랑도 잠시, 아이네이아스는 제우스신의 명령으로 이탈리아로 향하게 됩니다. 아이네이아스와의 이별로 인해 슬픔과 분노에 빠져 살던 디도 여왕은 스스로 목숨을 불살라 죽음을 맞이합니다.

한편, 시칠리아 섬 서쪽 항구에 도착한 아이네이아스는 아버지 안키세스의 죽음을 맞이하게 됩니다. 그리고 일 년이 지난 후, 아이네이아스 일행들은 시칠리아 섬에서 안키세스의 1주기를 추모하는 경기를 열기도 합니다. 아이네이아스 일행이 못마땅했던 헤라 여신은 트로이아의 여인들을 꾀어냅니다. 트로이아 여인들은 헤라 여신의 뜻대로 시칠리아 섬에 정착하자며 배를 불태웁니다. 그러나 아이네이아스는 이에 굴하지 않고 남은 배를 모아 이탈리아로 향합니다.

이탈리아로 향해 계속 모험하던 아이네이아스의 앞에 죽은 아버지 안키세스가 나타납니다. 그는 아들을 만나고 싶다면 명계(지하세계)로 내려오라고 말합니다. 아이네이아스는 아버지가 있는 명계로 가기 위해 여사제 시빌레(아폴론 신의 뜻을 인간에게 전하거나 또는 다른 신의 뜻을 인간에게 전하는 무녀)를 찾아 나섭니다. 그녀는 아이네이아스에게 '최후의 승리를 이루어내기까지 아직 수많은 고초를 경험해야 한다. 그러나 굴하지 말고 용기를 내 전진하라.'는 아폴론 신의 뜻을 전합니다. 아폴론 신의 예언을 들은 후, 아이네이아스는 한 가지 소원을 그녀에게 말합니다. 꿈에 지하세계로 가서 아버지 안키세스를 만나 자신의 장래와 민족의 운명을 알아볼 수 있게끔 힘을 달라고 요청합니다. 시빌레는 숲속으로 가서 '황금 가지'가 달린 나무를 찾아 그 가지를 꺾어 명계의 여왕이자 하데스의 아내인 페르세포네에게 준다면 아버지를 만나러 명계로 들어갈 수 있다고 말합니다. 이에 기뻐하던 아이네이아스. 그러나 이 '황금 가지'는 운이 좋으면 가지를 꺾는 자에게 복종하여 꺾일 것이나 운이 나쁘면 어떤 방식으로도 꺾이지 않는다는 경고를 시빌레에게 듣게 됩니다. 또한 이 '황금 가지'는 한 가지가 부러져 나가면 부러져 나간 자리에서 또 다른 가지가 돋아나는 신기한 가지라는 사실도 알게 됩니다. 아이네이아스는 어머니 아프로디테 여신이 보내준 비둘기 두 마리의 도움으로 '황금 가지'가 있는 곳으로 안내받고 비둘기들의 도움으로 그 가지를 꺾어 무사히 명계로 가 아버지 안키세스를 만나게 됩니다.

이 대목에서 독자도 짐작하였듯이 아이네이아스가 명계로 들어갈 수 있게 해준 '황금 가지'가 바로 지금의 겨우살이입니다.

'황금 가지'는 한 가지가 꺾여 떨어져 나가면 다시 새로운 가지가 생긴다는 시빌레의 말처럼 겨우살이는 강인한 생명력과 번식력을 자랑하는 식물입니다. 실제로 겨우살이는 겨울에도 푸른색을 띠며 홀로 생명을 영위하며, 흙이 없어도 꽃을 피우고 열매를 맺습니다. 이 때문에 유럽인들은 겨우살이를 불사신이라 여기며 신성시하였습니다. '황금 가지'가 있다면 지하세계로 내려가도 다시 이승으로 돌아올 수 있다는 신화 속 이야기는 겨우살이의 생명력을 입증하는 사례라고도 볼 수 있을 것입니다.

5장

WHERE

겨우살이는
어디서 연구하고 만들지?

누가 연구하고 만들기 시작했을까?

처음으로 암 치료에 도입한 루돌프 슈타이너

겨우살이를 암 치료에 도입한 사람은 루돌프 슈타이너(Rudolph Steiner) 라는 독일계 오스트리아인입니다. 그는 인지학의 창시자이자 오이리 트미(Eurythmie)의 창시자이기도 합니다. 오이리트미는 말이나 음악 등 소리를 몸 전체로 듣고 표현하는 것입니다. 소리가 날 때 일어나는 진동을 몸으로 느낀다고 해야 할까요? 그렇게 몸으로 소리를 표현하 는 동작을 반복하면 우리의 몸과 정신뿐만 아니라 영혼까지도 자연과 우주의 리듬에 일치하여 마음의 평안과 신체의 균형을 얻을 수 있다 고 합니다.

루돌프 슈타이너는 현대의 의학이 몸에만 관심을 기울인 것에 회의 를 느꼈다고 합니다. 의학은 물질인 몸뿐 아니라 정신까지도 포함해야 진정한 치료가 가능하다는 것입니다. 예를 들어 두통 환자에게는 모 두 아스피린만 처방한다면 진정한 치료가 아니라고 합니다. 개인의 특성을 고려하여 환자의 환경과 증상에 따라 원인을 파악하고 그런 다음 겨우살이와 오리트미를 적절히 처방해야 한다고 했습니다.

루돌프 슈타이너가 겨우살이를 암 치료에 이용한 것은 1916년으로 알려져 있습니다. 당시에는 어떤 식물들이 질병을 치료하는데 특수한 효과가 있다고 믿었습니다. 그 식물과 모양이 비슷한 장기 기관을 치료하는데 특효가 있다고 여겼습니다. 겨우살이는 이러한 믿음에 정확히 들어맞는 것은 아니지만 숙주식물에 붙어사는 기생식물이라는 점이 그의 관심을 끌었나 봅니다. 왜냐하면 암도 숙주에 기생하여 최후에는 숙주를 죽음에 이르게 하는 질병이기 때문에 기생식물인 겨우살이가 기생질병인 암을 치료할 수 있다고 생각했던 것입니다. 지금 생각해 보면 어이없고 우습기도 하지만, 이후 겨우살이를 의학적으로 분석해 현대의학에 활용할 수 있도록 한 시도였던 것입니다.

한국에 겨우살이의 꿈을

겨우살이를 본격적으로 한국에서 연구한 것은 필자가 설립한 〈미슬토 면역 연구소〉이라고 봐도 무방할 것 같습니다. 이전에도 민간요법이나 한방에서 이용하기는 했지만 주로 중탕이나 차로 이용해 겨우살이의 주요 성분이 대부분 파괴된 상태로 복용해야만 했습니다. 그런가 하면 병원에서 사용되는 암 치료제는 모두 외국에서 수입하는 것들뿐이었습니다. 국내에서 겨우살이 추출물로 특허(제10 - 1126385호 피부면역증강 조성물 제조방법)를 받은 후 〈미슬토 면역 연구소〉을 설립하고 면역증강요법을 계속 연구하고 있으며 이 물질을 이용하여 면역증

진 보조요법으로 액상제, 화장품, 김치류, 한방약침 주사제 등을 개발
하는 등 면역증진요법을 다양한 방법으로 활용할 수 있도록 노력하고
있습니다.

인도네시아에서 깨달은 겨우살이의 효능

필자가 겨우살이에 관심을 두게 된 것은 멀리 인도네시아에서였습
니다. 당시 필자는 인도네시아 국립 우이대학 부속병원(Ciptohospital)
연구소에서 암에 대해 연구를 하고 있었습니다. 우이대학의 정식 명칭
은 Universitas Indonesia인데 흔히들 줄여서 우이(UI)라고 부릅니다.
우이대학은 자마다 대학교, 반둥 공과대학교 등과 함께 인도네시아 최
고의 대학으로 꼽힙니다. 그곳에서 암을 연구하며 겨우살이의 효능에
대해 점차 확신을 가지게 되었습니다.

그러던 중 잠시 한국에 귀국했을 때 필자가 인도네시아에서 암 연구
를 하고 있다는 소식을 들은 지인으로부터 연락이 왔습니다. 한때 국
내 정상급 유도선수로서 국가대표를 지내기도 한 분이었는데, 부인이
암에 걸렸다는 것이었습니다. 국내 최고의 의료기관에서 치료를 받았
으나 효과가 없어 낙심한 상태였습니다. 당시 사십대 초반이었던 부인
은 이미 반신이 마비된 데다가 엄청난 통증 때문에 잠도 이루지 못하
고 있었습니다. 통증이 얼마나 심했는지를 말해주는 에피소드가 있습
니다. 암 검사를 위해서는 척주(척수를 보호하는 척추의 연결 부위)에 주
사기를 꽂아 척수를 빼내야 하는데, 이때 고통이란 말로 표현할 수 없
습니다.

국내 유명병원에서 치료를 받을 때라고 합니다. 여느 때와 다름없이
척수를 빼내야 하는데 너무도 고통스러워 그만 의사의 손을 후려쳤다

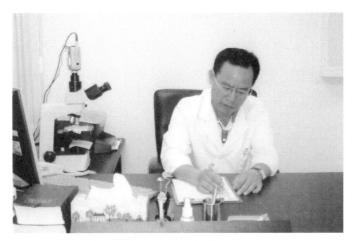
인도네시아 국립대학 대체의학연구소에서 암 연구 중

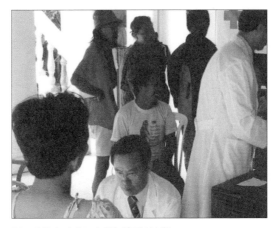
인도네시아 자카르타에서 의료봉사 중

고 합니다. 고통이 얼마나 심했는지 상상해볼 수 있는 대목입니다. 환자는 점점 몸과 정신이 피폐해져 갔습니다.

그 무렵만 해도 국내에서는 겨우살이나 자연의학에 대해 그리 널리 알려지지 않았습니다. 아마도 지인이 암 연구를 한다고 하니 밑져야

본전이라는 생각으로 부탁을 해왔을 것입니다. 그런데 믿을 수 없는 일이 일어났습니다. 치료 일주일 만에 통증이 사라지고 서너 달이 되자 몸의 마비가 풀린 것입니다. 결과는 완치였습니다. 겨우살이의 효과에 대해 익히 알고 있던 저로서도 놀라운 결과였습니다.

쿠알라룸푸르에서의 인연

이들 부부에게는 아마도 필자가 은인이었나 봅니다. 우이 대학이 있는 자카르타까지 함께 와서 필자와 같이 생활하며 외지 생활을 챙겨주니 고마우면서도 여간 부담스러운 게 아니었습니다. 고마운 마음에 말레이시아의 쿠알라룸푸르로 여행을 제안했습니다. 쿠알라룸푸르는 말레이시아 국왕의 왕궁, 의회, 그리고 사법부가 있는 말레이시아 최대의 도시이며, 산과 주변경관이 매우 훌륭한 관광지로도 유명합니다.

쿠알라룸푸르에 도착해 시내에서 한국식당을 찾았습니다. 물 건너 타향에서 한국음식은 언제나 그립기 마련이니까요. 어렵게 수소문한 한국식당은 전통문화를 비롯하여 한국 고유의 정취를 물씬 느낄 수 있는 곳이었습니다. 게다가 식당 사장님이 환대해 주니 타향에서 동향 사람을 만난 터라 반갑기 그지없었습니다. 사장님도 우리 대화에 참여했습니다. 한참 이야기에 흥이 오르다 보니 자연스럽게 지인 부부의 투병기와 필자가 자카르타에서 병원을 운영하고 있다는 얘기가 나왔습니다. 한국인 사장은 놀라면서 마침 잘 됐다는 듯 누군가에게로 연락을 했습니다.

그의 이름은 다띤이었습니다. 말레이시아 왕족으로 아들인 리스가 킥복싱 도중 부상을 입은 이후로 몸이 뒤틀려 고통스러워하고 있었습니다. 사실 그건 그다지 심각한 병은 아니었습니다. 그런데 리스의 병

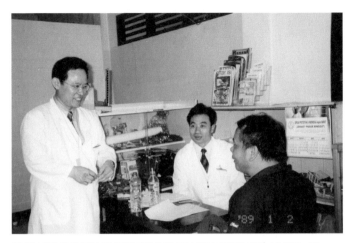

말레이시아에서 진료 중 암환자와 겨우살이 치료요법에 대해 설명하는 중

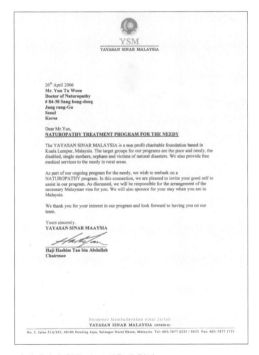

말레이시아 왕족이 보내온 초청장

을 고쳐주자 암을 앓고 있던 말레이시아 공주가 찾아왔습니다. 겨우살이를 사용해 수개월 만에 암의 증상이 호전되고 몸 상태가 좋아지자 왕족들은 이루 말할 수 없이 놀라워했습니다. 인도네시아에서 필자가 운영하고 있던 병원을 정리하고 쿠알라룸푸르로 오라며 그 자리에서 초청장과 말레이시아 정부 명함을 만들어 주었습니다. 그곳 현지에 병원을 세워주겠다는 것이었습니다. 그 길로 인도네시아에서의 활동을 정리하고 말레이시아로 들어가 병원을 운영하였습니다.

병원 허가는 야야산 락얏 말레이시아(YASRAM)에서 내주는데, YASRAM은 초리 산하의 단체로 학교, 병원과 같이 공공의 목적을 위해 세운 공익재단입니다. 외국인에게 병원 허가를 내준 일은 필자가 처음이었고, 항상 모든 일에 협조를 해주었습니다. 그 일을 계기로 한동안 YASRAM에서 팀장을 맡아 봉사활동을 하기도 했습니다.

한국으로 돌아온 겨우살이 전도사

그 무렵 오래 전 신청해 놓았던 특허출원이 통과되었다는 소식이 날아왔습니다. 몇 년을 기다린 끝에 얻은 결과였습니다. 인도네시아에서 성모클리닉이라는 한방병원을 운영하고 있을 때 신청한 것이었습니다.

당시 한국에서는 통합의학에 대한 관심이 시작될 때였습니다. 세계적인 흐름에 비해 한참 늦은 시기였습니다. 2004년 강남의 차병원에서 동서의학을 서로 통합해서 난치병을 치료해 보자는 뜻으로 암 전문 과정을 개설했습니다. 필자 또한 연구위원으로 위촉되어 과정에 합류하게 되었습니다. 그러던 어느 날 연구실에서 혼자 현미경을 관찰하고 있던 필자는 깜짝 놀라고 말았습니다. 겨우살이 추출물을 암세포에 주입해 보니 면역계가 순식간에 활성화되는 것이었습니다. 겨우살이의 효능을 이미 알고는 있었지만 이 정도인지는 미처 깨닫지 못하고 있었습니다. 한국에는 아직 겨우살이 추출법이 개발되지 않아 전량을 유럽에서 수입하고 있었습니다. 그 사실을 알고 자체적인 겨우살이 추출법을 개발해 특허출원을 신청해 놓았는데 한참 후에 특허등록결정서를 받게 된 것입니다. 이때의 기쁨은 말로 표현할 수 없을 정도였습니다.

소식을 들은 필자는 말레이시아에서의 호화로운 생활을 정리하고 한국으로 들어왔습니다. 한국에서 인도네시아로, 인도네시아에서 말레이시아로, 그리고 다시 고국으로의 귀국이었습니다. 좀 더 많은 질병자들이 건강한 삶을 살기를 기원하며 말입니다.

겨우살이 제품은 어떻게 만들까?

겨우살이는 오래 전부터 한방과 민간에서 여러 질병에 사용되었습니다. 꽃과 열매에는 독성이 있기 때문에 주로 가지와 줄기, 잎을 사용하되, 참나무 겨우살이인 곡기생을 사용합니다. 대부분 약탕기에 넣고 달이거나 차로 마시는데, 겨우살이의 주요 성분인 렉틴이 고온에서 쉽게 파괴되기 때문에 이런 방법은 효과적이지 않습니다. 따라서 가공할 때 렉틴이 파괴되지 않도록 생산된 정상적인 제품을 구입해 드시는 것이 좋겠습니다.

최근 사용되고 있는 겨우살이 추출물은 제조법이 통일되어 있지 않고 다종다양한 방법을 사용해 생산합니다. 가령 물로 추출할 수도 있고, 알콜 같은 용매를 사용해 추출할 수도 있습니다. 예를 들자면, 압노바 엑스트랙츠(Abnoba extracts)는 겨우살이를 물로 불린 것이고, 헬릭소와 이소렐은 겨우살이를 찬 물에서 추출한 것이며, 한방에서는 약침 추출액을 사용하여 임상치료에 활용하고 있는데 부작용이 없고 효과가 좋다고 알려지고 있습니다.

겨우살이 제품들은 어떤 게 있지?

겨우살이는 암에 사용하는 의약품 중 현재 유럽에서 가장 널리 사용되는 재료입니다. 특히 스위스와 네덜란드, 영국은 아주 흔히 처방하고 있습니다.

최근 우리나라에서도 암 환자들에게 겨우살이가 처방이 되고 있습니다. 암 치료에 사용되는 겨우살이 약제로는 이스카도르(Iscador extracts), 유릭소(Eurixor), 이소렐(Isorel extracts), 헬릭소(Helixor), 아브노바비스쿰(Abnobaviscum) 등 십여 가지가 넘지만, 현재 우리나라에 수입되는 겨우살이 주사제는 압노바비스쿰(Abnobaviscum)과 헬릭소(Helixor) 두 가지입니다. 두 가지 모두 면역강화작용과 항암작용에서는 좋은 평가를 받는 약물인데, 제조과정과 성분에 약간씩 차이가 있으며, 각각의 장단점이 있습니다.

헬릭소(Helixor)

헬릭소는 전나무, 사과나무, 소나무 세 숙주나무에서 만드는데, 국내에는 전나무와 사과나무 겨우살이 주사제가 수입됩니다. 헬릭소를 제조하기 위해 겨우살이의 잎, 줄기, 열매를 숙주별로 구분해 여름과 겨울에 두 번 채취합니다. 섭씨 14°C에서 20°C 사이의 온도일 때 겨우살이 구성물질이 용해되어 액상 추출물을 얻게 됩니다. 특수 여과 처리 공정에 따라 모든 헬릭소 제품은 주로 겨우살이 렉틴 II 만을 함유하게 되고 렉틴 I 은 거의 지니지 않게 됩니다.

압노바비스쿰(Abnobaviscum)

압노바비스쿰은 겨우살이 종인 바비스쿰알로움(Viscum alloum) L에서 추출 제조되는 주사용액으로 단풍나무, 편도나무 자작나무 서양산사나무, 서양물푸레나무, 사과나무, 떡갈나무, 전나무, 소나무의 아홉 가지 숙주에서 만들어집니다. 그러나 우리나라에 수입이 허가된 것은 압노바비스쿰A(숙주목 : 전나무), M(숙주목 : 사과나무), F(숙주목 : 서양물푸레나무), Q(숙주목 : 떡갈나무) 네 종류입니다.

압노바이스쿰A 제제는 여러 종류의 암에 효과적이며, M제제는 유방암, 자궁암, 난소암 등 여성암에 효과적입니다. F제제는 압노바이스쿰 제제 중 항암작용과 면역강화작용이 탁월한 렉틴, 비스코톡신 등을 가장 많이 함유하고 있어 암의 재발과 전이 시 효과적이며, 종양 내 주사나 흉막유출 치료에도 탁월한 효과를 나타냅니다. 압노바비스쿰Q

제제는 위암, 간암, 대장암, 직장암, 식도암 등에 효과적입니다.

모든 압노바비스쿰 주사액은 겨우살이의 잎, 줄기, 열매를 특허공정에 따라 압축한 액즙입니다. 여름과 겨울에 채취하며 압축액즙은 숙주에 따라 구분되어 특정 실내 온도에서 특수 처리과정을 거쳐 혼합됩니다.

🌿 국내 제품

현재 한국에서 저온증류추출법으로 약침요법 주사액, 액상, 젤 상태로 생산하고 있습니다.(특허 제10 - 1126385호 피부 면역증강 조성물 제조방법) 겨우살이의 주요성분인 렉틴이 파괴되지 않는 저온에서 생산하며, 1차 가공에서는 액상제, 2차 가공은 증류추출하여 면역증강 약침주사액, 3차 가공은 젤 형태로 생산하여 다양한 면역증강 및 보완 요법으로 사용할 수 있습니다.

그중에서도 겨우살이를 함유한 화장품은 천연식물과 면역증진 물질의 조합으로 1차 면역기관인 피부의 질환이나 요즈음 이슈가 되고 있는 아토피질환에 매우 좋은 효과를 나타내어 어린이, 노약자, 질병자, 피부가 약하고 트러블이 많이 발생하는 사람들이 사용되면 좋을 것으로 생각하며, 겨우살이 추출액을 함유한 김치는 암 환자가 아닌 일반인들의 경우에도 손쉽게 겨우살이의 면역력 증진을 위한 보조식품을 섭취할 수 있어 건강증진에 큰 도움이 될 것으로 생각됩니다.

지금까지 겨우살이 성분으로 개발된 액상제, 약침주사액, 젤, 아토피화장품, 김치 외에도 향후 겨우살이의 좋은 성분을 활용한 약제, 건

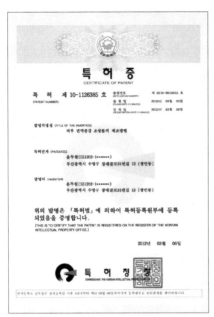

피부 면역증강 조성물의
제조방법 특허증
(특허 제10 - 1126385호)

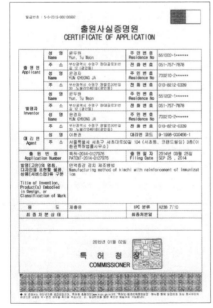

면역증강 김치 제조방법
특허 출원 사실 증명원
(출원번호 : 특허-2014-0127976 :
2014년 1월)

강식품, 건강보조제품 등 다양하게 개발되어 각종 질환의 예방과 치료에 큰 도움이 될 것으로 예상됩니다. 특히 겨우살이의 여러 효능 중에서 우리 몸에 가장 주효하게 작용하는 면역체계 개선으로 질병회복에 기여하고 삶의 질을 향상시키므로, 겨우살이에 대한 연구가 지속되어야 하며, 연구결과를 토대로 다양한 활용의 모색도 필요할 것입니다.

❧ 약침요법

필자는 겨우살이를 함유하는 간, 담, 위, 체장, 신장, 고혈압, 당뇨, 저혈압, 혈맥치료(혈소판), 고관절통증, 경항강직, 허로증, 면역증강, 각종 염증을 치료할 수 있는 약침액 특허(제10 - 1126385호 피부면역증강 조성물 제조방법)를 취득하고 귀국하여 NATURAL COMPLEMENTERY MEDICINE(NCM)을 설립하고 겨우살이 면역증진요법 연구를 계속하던 중 그동안 임상경험을 보완하여 '항암 면역증강 약침액 조성물 제조방법' 특허를 또 출원하였으나 이미 받은 특허가 선행기술로 인정되어 추가 등록이 필요없다는 회신을 받았습니다.

겨우살이요법은 이전에도 전통요법이나 한방에서 이용했지만 주로 중탕이나 액상차로 이용하여 겨우살이 주요성분이 대부분 파괴된 상태로 복용해야 했습니다. 그런가 하면 병원에서 사용하는 암치료제는 모두 외국에서 수입하는 것들입니다. 이러한 상황에서 필자는 국내에서 다양한 방법으로 겨우살이 면역증진요법을 활용할 수 있도록 계속적으로 연구, 개발하고 있으며, 현재 한방 면역증강약침액, 추출액, 피부면역증강 화장품을 개발하였고, 누구나 매일 먹는 김치에 겨우살이 물질을 넣어 제조하여 특허를 출원하였습니다.

지금도 필자의 연구소에는 자연요법에 관심을 갖고 있는 분들이 이러한 물질을 활용할 수 있냐는 상담이 많이 들어오고 있으므로 앞으로 많은 분야에서 겨우살이를 통한 건강요법으로 건강관리와 치료에 도움을 받을 수 있는 분들이 많아 늘어날 것으로 기대됩니다.

🌱 겨우살이 화장품

현대인들은 잘못된 식습관이나 환경오염 등으로 인해 많은 사람들이 아토피성 피부염 등 각종 난치성 피부질환을 앓고 있습니다. 이와 같은 난치성 피부질환에 겨우살이를 함유한 화장품을 보조요법으로 사용하면 면역체계 회복으로 피부질환을 유발하는 인자에 대한 저항력이 높아지기 때문에 예방적, 관리적 차원에서 좋은 효과를 볼 수 있습니다. 그런 까닭에 겨우살이를 함유한 화장품이 큰 관심을 끌고 있습니다. 어린이나 피부질환자뿐 아니라 건강한 일반인에게도 화학물질로 만든 화장품이 유해하다는 것은 잘 알려진 사실입니다. 게다가 일반 화장품에서 방부제 역할을 하는 파라벤(paraben)이라는 물질이 유방암 발병의 60~70%로 밝혀지면서 화장품 첨가제 파라벤 물질이 유해논란이 일고 있습니다.

겨우살이를 함유한 화장품의 경우 정제수 대신 100% 겨우살이 추출물을 사용하고 있어 아토피 등 피부질환에 탁월한 효과가 있는 것으로 평가받고 있습니다.

🌱 겨우살이 면역증강 물질을 함유한 김치

건강에 있어 식습관이야 말로 핵심적인 요소일 것입니다. 현대인의 질병 중 상당수가 잘못된 식습관에서 온다는 사실은 잘 알려져 있습니다. 김치는 우리 민족의 삶과 지혜가 깃든 발효과학입니다. 김치는 여러 종류의 식재료를 이용하여 만든 발효식품으로 각종 무기질과 비타민이 풍부해 영양학적으로 우수합니다. 젖산균에 의해 정장작용을 하고 소화를 도와주며, 식욕을 증진시키는 역할을 합니다. 김치에 겨우살이 추출물이 첨가되면 정장작용과 소화작용 등이 더욱 활발해질 뿐만 아니라 김치의 식감과 맛도 더 뛰어납니다.

겨우살이를 함유한 면역증강 김치 제조방법으로 특허(출원번호 : 특허-2014-0127976 : 2014년 1월)를 출원하였고, 이렇게 영양이 풍부한 우리 전통 발효식품 김치에 면역력을 증진시키는 겨우살이를 첨가하여 개발된 김치〈참좋은 김치, 전화 051)625 - 0337〉는 암환자, 아토피환자, 노약자, 허약자, 일반소비자들에게 좋은 호응을 얻고 있습니다. 식사 때마다 겨우살이 김치를 먹으며 건강관리를 할 수 있기 때문입니다. 새로 개발된 겨우살이 함유 김치는 건강보조 식품이 아니라 우리의 밥상에 오르는 김치이므로 식사만으로도 자연스럽게 면역력을 높일 수 있는 면역증진 식품이라고 할 수 있습니다.

앞으로도 겨우살이를 활용한 여러 가지 식품이 개발될 것으로 보여, 우리의 밥상이 건강한 식단으로 점차 바뀌어 갈 것으로 기대됩니다.

국내 겨우살이 적용 실태 및 전망

현재 국내에서는 유럽에서 제조한 제품인 헬릭소와 압노바비스쿰이 수입되어 판매되고 있으며, 통합의학에 기반을 둔 병원에서 환자들에게 처방하고 있습니다. 그렇지만 건강보험 적용대상이 아니라 비싼 치료비를 전액 환자가 부담하고 있습니다. 현재 판매되고 있는 겨우살이 제제는 종류가 많고 암의 종류나 질병의 진행단계 그리고 환자의 상태가 다양하기 때문에 처방하는 주치의의 임상 경험에 따라 효과도 다를 것입니다. 아직 보완대체의학을 수용하지 않는 보수적인 대학병원에서도 겨우살이요법의 도입이 점차 늘고 있습니다. 향후 겨우살이 제재는 현대의학이 해결하지 못하는 많은 질병을 치료하고 삶의 질을 향상시키는 데 있어 큰 역할을 할 것으로 기대됩니다.

21세기 들어 물밀 듯이 들어오는 인스턴트 식품과 인공색소, 화학염, 화학조미료, 인공맛 등 온갖 가짜식품 등의 화학물질에 노출되어 환경호르몬의 문제를 야기하고, 어린이 성장과 질병, 어린이 성인병, 혈관계질환, 심장병, 각종 암, 뇌졸중, 중풍, 당뇨병, 고혈압 등의 질병들이 발병하고 암환자 발병률이 세계에서 특정암 1위라는 불명예를 기록하는 이때, 겨우살이를 원료로 한 화장품, 액상제 개발과 우리 식단에서 빼놓을 수 없는 면역증진 김치의 등장은 더 건강한 식단으로 우리의 건강을 지키는데 일조할 것으로 생각되어 매우 고무적입니다.

◈ 간략하게 읽는 겨우살이 ◈

🍃 겨우살이를 암 치료에 사용하기 시작한 사람은 루돌프 슈타이너 (Rudolph Steiner)라는 독일계 오스트리아인입니다. 그는 의학이 물질인 몸뿐 아니라 정신까지도 관심을 기울여야 진정한 의미의 치료가 이루어진다고 믿었습니다.

💧 한국에서 겨우살이를 본격적으로 연구한 것은 필자가 설립한 〈미슬토 면역연구소〉입니다. 필자는 인도네시아와 말레이시아에서의 임상경험을 통해 겨우살이의 효능을 확신하였습니다. 당시 한국에서는 겨우살이 추출법이 개발되지 않아 전량을 유럽에서 수입하던 상태였습니다. 필자는 자체적인 겨우살이 추출법을 개발해 특허출원을 받았습니다.

🍃 한방이나 민간에서는 주로 약탕기에 넣고 달이는 중탕법을 많이 사용하는데, 그러면 겨우살이의 주요 면역성분인 렉틴이 파괴되어 효능이 많이 떨어집니다. 따라서 렉틴이 파기되지 않은 정상적인 제품을 사용하는 것이 좋습니다.

💧 겨우살이 약제는 여러 종류인데 국내에 수입되는 것은 헬릭소와 압노바비스쿰입니다. 현재 한국에서는 필자가 개발한 저온증류추출법으로 특허를 받은 약침요법 주사액, 액상, 젤 상태로 생산되고 있습니다. 약용으로 사용하는 외에도 겨우살이의 면역성분을 활용한 화장품과 김치도 개발하여 시판하고 있습니다.

🍃 현재 통합의학 기반의 대학병원에서도 점차 겨우살이 사용이 늘고 있으며, 향후 겨우살이 제재는 현대의학이 해결하지 못하는 많은 질병을 치료하는데 있어 큰 역할을 할 것으로 큰 기대가 됩니다.

액운을 물리친 겨우살이

옛날에 송악산 부근에 장방이라는 점쟁이가 살고 있었습니다. 그의 점이 매우 신통하여 왕도 신하를 보내 점을 볼 정도였습니다. 어느 날 장방이 산책을 하다가 문득 하늘을 보았는데 무척 안 좋은 기운이 서려 있었습니다. 그는 급히 항경에게 달려갔습니다. 항경은 장방의 친구로 전국에서도 이름난 큰 부자였습니다. 부자이면서도 심성이 바르고 자비로웠습니다. 그는 집 앞에 주먹만 한 구멍을 낸 뒤주를 놓아 인근에 굶어죽는 이가 없게 했습니다. 흉년이면 곳간을 풀어 사람들이 기근을 면할 수 있도록 한 것입니다.

항경의 성품을 잘 아는 장방은 그를 도와주고 싶었습니다. 그러나 천기를 다 누설할 수도 없는 노릇이었습니다. 항경을 만난 장방은 거두절미하고 이렇게 말했습니다.

"금년 9월 9일 집안사람 모두가 높은 곳에 올라가 곡기생주(겨우살이 술)를 마시도록 하게."

장방의 말을 들은 항경은 아무것도 묻지 않았습니다. 그가 실없는 말을 할 사람이 아니라는 것을 잘 알고 있었기 때문이었습니다.

"고맙네. 자네가 일러준 대로 하겠네."

항경은 장방의 말대로 식솔들을 이끌고 산에 올라갔습니다. 하인들마다 등에 곡기생주가 담긴 항아리를 하나씩 짊어지고 있었습니다. 사정을 모르는 식솔들은 그저 즐거운 소풍쯤으로 여기고 모두들 실컷 먹고 마시며 즐겼습니다.

그런데 이튿날 돌아와 보니 집에서 기르던 닭이며 개, 소, 양, 돼지들이 모두 죽어 있었습니다.

항경은 놀랍기도 하고 다행스럽기도 한 마음에 가슴을 쓸어내렸습니다. 그때 밖에서 항경을 부르는 소리가 났습니다. 장방이었습니다. 항경이 산에서 내려온 것을 알고 때맞춰 찾아온 것이었습니다.

"마침 잘 왔네. 자네가 시키는 일이라 아무 말 없이 행하기는 했네만, 이게 어찌 된 일인가? 연유나 알려주시게."

장방이 껄껄 소리내어 웃었습니다.

"요전날에는 천기를 누설할 수가 없어 자세한 얘기를 하지 못했네. 이제 다 지난 일이니 말할 수 있겠군. 그날 자네 집에는 재앙이 들 기운이었네. 그대로 집에 있었다면 큰일을 당할 운명이었네. 내 신통력이 부족해 가축들은 살리지 못했네. 그 짐승들은 사람 대신 죽은 셈이지. 곡기생이 아니었다면 자네 식구들도 살리지 못했을 걸세."

"그게 자네 신통력 덕분이지 그게 어찌 곡기생 때문이겠나?"

항경은 의아해 물었습니다. 장방은 다시 한 번 껄껄 웃고는 말했습니다.

"옛날 주대(周代)로부터 곡기생은 악운을 물리치고 연명장수(延命長壽) 한다는 영초(靈草)로 알려져 왔다네. 곡기생을 꾸준히 달여 먹으면 분명 장수할 것이네."

곡기생은 달이면 약효가 거의 없지만 예날 사람들은 그 사실을 알지도 못했고, 안다 해도 다른 방법이 없었으니 그리 말했을 것입니다. 항경은 감시의 선물로 고래 등 같은 집을 몇 채나 주었지만 장방은 모두 거절하였습니다.

"점쟁이가 점보는 재미로 살지 재물이 많아 무엇하겠나."

장방이 큰 재물을 거절하자 항경은 궁리 끝에 하인을 시켜 매일같이 아침저녁으로 문안을 하듯이 술과 고기를 장방의 집에 놓고 오게 했습니다. 장방도 이것까지 거절할 수는 없었습니다. 왕이 그 사실을 알고 두 사람 모두에게 벼슬을 내려 그들의 우정을 칭송했다고 합니다.

6장

LIFE
생활습관과 질병

현대를 살아가는
우리의 생활습관, 그리고 질병

앞서 말씀드린 면역체계와 겨우살이, 각종 질병이나 암 등에 대한 내용들이 어려워 와 닿지 않을 수도 있습니다. 그렇다면 이번에 말씀드릴 생활습관과 질병에 대해 읽어보신다면 우리 주변에서 흔히 볼 수 있는 질병들이 무엇 때문에 생겨나고, 어떤 치료를 하면 큰 도움이 될지 알게 될 것입니다.

독자는 병에 걸리거나 피곤해져서 몸이 안 좋다고 느끼면 어떻게 하나요? 병원에 찾아가고, 진료를 받고 약을 받아 복용하는 치료법이 가장 먼저 떠오르죠? 대부분의 환자들이 그렇게 질병을 치료하고 있으며, 확실하고 정확하게 병을 치료하는 방법은 맞습니다. 그것이 질병에 걸린 이후라면 말입니다.

'소 잃고 외양간 고친다.'라는 말이 있죠? 병원을 통해 병을 치료한다면, 가장 정확한 외양간 수리공에게 간 것이나 마찬가지죠. 하지만 여기서 말씀드리고 싶은 것은, '어떻게 하면 소를 잃지 않을까?'에 대한 부분입니다. 소야 돈을 주고 다시 구매하면 되지만, 한 번 잃은 건강은 회복이 된다 하더라도 언제고 나를 다시 괴롭힐 수 있기 때문에 더욱 신경을 써야하는 것입니다.

시대가 지나며 기술이 발전하여 현대인은 매우 편한 삶을 살고 있습니다. 휴대전화만 들면 찾고 싶은 정보를 쉽게 찾을 수 있고, 가까운 시장에도 넓은 주차장이 생겨 차를 타고 가면 편하게 짐을 옮길 수 있습니다. 컴퓨터는 24시간 직장과 연결하여 업무를 집에서도 볼 수 있고, 무거운 책 대신 얇은 휴대기기 하나로 더욱 많은 정보를 저장하고 다닐 수 있습니다. SF영화에서나 봐온 멋진 신세계를 살고 있는 현대인. 과연 우리 몸도 좋아하는 신세계일까요?

나를 죽이는 현대 생활습관

'가랑비에 옷 젖는 줄 모른다.'는 말이 있죠? 생활습관병을 가장 잘 표현한 말이 아닐까 생각합니다. 말 그대로 생활습관에 의한 질병을 칭하는 말입니다. 생활습관병은 정확히 말해 현대에 생긴 병은 아닙니다. 예전에는 노인병이라고 부르기도 했고, 영어로는 '어덜트 디씨즈(Adult disease)' 즉, 성인병이라고 부르고 있습니다. 그렇게 불러왔던 말들이 지금은 생활습관병이라고 부릅니다. 왜 용어가 바뀌었을까요? 현대인의 생활습관이 예전의 노인들과 같은 생활로 바뀌게 되었기 때문입니다. 그 중심에는 '운동 부족'이라는 심각한 생활습관이 차지하고 있습니다. 교통의 발전과 정보화시대는 우리를 운동부족에 빠지게 만든 가장 큰 원인으로 꼽을 수 있습니다.

제대로 건강관리를 하지 않은 노인의 다리를 유심히 보신 적 있으신가요? 굉장히 얇아 쉽게 부러질 듯합니다. 병원에 오랫동안 입원한 환자들도 몸의 근육이 줄어 조금만 걸어도 금방 지치거나 고통이 오기 때문에 운동을 하지 않으려는 모습을 종종 보게 됩니다. 현대인의 몸 또한 이러한 상태와 비슷하다고 보면 됩니다. 특히 주로 앉아서 업무를 보는 직장인이나 학생, 운전기사나 행동반경이 좁은 주부들 또한 이런 만성적 운동부족에 시달리고 있습니다.

식습관 또한 우리 몸을 망치는 주범입니다. 천연재료를 통해 갖가지 영양소를 고루고루 섭취한 예전과 달리 맛을 내기 위해 파괴되거나 변형된 영양소를 섭취하는 현대 식습관은 당연히 몸에 좋을 리가 없겠지요. 수천, 수만 년간 인간의 식습관은 천연재료를 요리하여 섭취하는 것에 적응되어 맞춰져 왔습니다. 현대인이 지금의 식습관을 갖게 된 것은 길게 잡아도 백 년이 채 되지 않는 것에 비추어 볼 때 현대인의 식습관이 과거에 비해 얼마나 퇴보했는지 잘 아실 겁니다. 웰빙 붐이 일었을 때 천연 식품의 인기가 오른 것 또한 이러한 현상에 대한 반응으로 볼 수 있습니다.

식습관의 가장 큰 문제를 들자면 과다한 섭취를 들 수 있습니다. 신체조건이나 활동량에 비해 변화가 있겠지만 평균적으로 일일 권장 칼로리는 남성 2,500kcal, 여성 2,000kcal로 나타나고 있습니다. 칼로리는 열량을 세는 단위인데요, 우리 몸의 운동력을 만들어주고, 남은 양은 축적시켜 식사를 하지 못하거나 할 때 기본적인 삶에 사용되는 열량으로 소비합니다. 문제는 바로 이 축적된 칼로리입니다. 현대인은 안정된 식생활을 할 수 있게 되면서 많은 양의 칼로리가 몸에 남아있게 되는 것입니다. 운동량이 줄어 소모되는 칼로리가 적어진 것도 한몫하고 있습니다. 지방은 이렇게 남은 칼로리를 잘 간직하고 있다가 소모 칼로리가 클 때 사용하는데, 소모가 클 일이 없으니 지방을 쌓아놓게 되고 그 부피가 점점 커지게 되는 것입니다.

그렇다고 해서 지방을 적게 먹으면 칼로리를 저장할 곳도 없으니 팬

찮을 것이라고 생각한다면 굉장히 위험한 생각입니다. 정작 해로울 것 같은 지방은 우리 몸의 3대 필수영양소로 그 양이 적을 경우 각종 질병이 나타나는 등 우리 몸을 구성하는 가장 중요한 요소 중 하나기 때문이죠. 사람의 몸은 굉장히 복잡한 원리에 의해 움직이고 있으니 섣부른 판단은 금물입니다. 이렇듯 각 영양소가 정확하게 어떤 작용을 하는지 모른다면 잘못된 웰빙으로 병을 더 얻을 수 있습니다.

생활습관병으로는 암, 고혈압, 간질환, 위장염, 고혈압, 동맥경화, 심부전증, 폐질환, 뇌졸중 등 만성적으로 진행되는 경우가 많으며 우리 주변에 흔한 병들입니다. 무조건적으로 생활습관에 의해 발병하는 것은 아니지만, 그 병의 원인을 거슬러 올라가면 생활습관에 의한 발병률이 높게 나타나는 것이지요. 흔히 생활습관병이라고 분류하는 많은 질병들 중 아직까지 발병원인이 명확하게 밝혀지지 않은 것도 있지만, 대다수의 질병이 생활습관에 기인한다는 것이 밝혀지고 이미 발병한 후에는 치료하기 어렵거나 불가능한 난치병이지만 그 예방에 있어서 충분한 효과가 있다고 밝혀져 있는 질병이 많습니다.

생활습관병은 치사율이 굉장히 높고 합병증을 유발할 가능성이 높아 위험한 질환으로 분류되는 병들이 많은데, 생활이 윤택해짐에 따라 역설적으로 발병률이 올라가는 선진국형 병으로 우리나라 또한 급격하게 발병률이 올라가는 심각한 질병입니다.

생활습관의학

생활습관병을 의학적으로 접근한 것을 생활습관의학이라고 합니다. 의학의 아버지인 히포크라테스 역시 '과식을 하지 말고 힘든 일을 반겨라.'라고 할 만큼 식습관과 운동습관의 중요성을 말했습니다. 기계의 급속발전을 만든 산업혁명 이전의 시대에는 그리 어렵지 않은 습관이었죠. 먹을 것은 항상 부족했고 농업이 주를 이루어 오히려 과다한 운동량에 의해 병을 얻는 경우가 많았으니까요. 기계문명이 발달하면서 문제가 생기기 시작했습니다. 먹을 것이 부족한 일은 거의 없어졌으며, 다양한 음식을 섭취하면서 과다하게 칼로리를 섭취하고, 힘든 일은 기계가 대신 해주기 시작하면서 운동부족에 의한 질병이 드러나기 시작한 것입니다. 그럼에 따라 다시금 생활습관에 대한 중요성이 예방학적으로 대두되기 시작했습니다.

생활습관의학자들은 생활습관병을 세 가지로 나누어 예방해야한다고 분류하였습니다. 행동과 환경요인의 변화로 질병 발생 자체를 예방하는 일차예방, 기존의 위험요인을 바꾸어 질병을 막는 이차예방, 발병 이후 재발과 재활에 관련된 삼차 예방으로 나뉘어 분류하기 시작했습니다. 쉽게 말해, 생활습관을 고치게 하여 과체중을 방지하는 것을 일차예방이고, 이미 과체중인 사람에게 생활습관을 고쳐 과체중에 의한 합병증을 예방하는 것이 이차예방이며, 과체중에 의해 온 각종 성인병을 생활습관 교정으로 정상 상태로 빨리 회복하게 하고 재발을 막는 것이 삼차예방입니다.

생활습관의학의 한계

생활습관의학은 기본적으로 예방적 차원으로 치료하는 의술입니다. 따라서 발병 이후에는 보조요법을 실시하여 통상적 병원 치료의 효과를 높이는 것입니다. 또한 오랜 기간 잘못된 습관에 의해 쌓여온 질병인자를 바꿔야하므로 그 효과가 즉각 나타나는 것이 아닌 오랜 기간 조금씩 호전되기 때문에 환자들이 빨리 포기할 경우 그 효과가 미미한 것이 사실입니다. 또한 질병을 직접적으로 공격하여 치료하는 것이 아닌, 생활습관을 고치는 치료방법이 대부분입니다. '세 살 버릇 여든까지 간다.'는 속담처럼 습관이라는 것은 간단하게 고쳐지지 않습니다. 따라서 환자의 의지에 따라 좌우되기 때문에 극단적으로 환자의 자발적 의지에 달려 있습니다. 많은 환자들이 흡연과 음주 등의 생활습관을 고치지 못해 발병하는 경우를 보고 있으면 안타까움이 밀려옵니다.

또한 의사가 환자의 습관을 모두 알기 어려우므로 문진에 의한 진단을 할 수밖에 없습니다. 환자의 협조가 없거나 부정적일 경우 운동량이나 식습관 개선 등에 대한 치료법을 제시하기 어려우며, 환자 개개인의 체질 등을 파악하기가 힘들기 때문에 다소 일반적으로 공통된 치료법을 실행하게 됩니다.

　실제로 조언을 했을 경우 일부 환자들은 '너무 당연한 말을 한다. 그건 모두 알고 있는 것'이라며 잔소리처럼 받아들여 제대로 실행하지 않기 때문에 치료에 어려움이 있는 실정입니다. 모두 알고 있다는 건 그만큼 효과적이며 광범위한 분야의 질병에 대한 예방·치료적 방법입니다.

생활습관병의 위험 신호

생활습관병은 위험신호를 몸에 전달합니다. 이런 위험신호를 빨리 파악하고 예방할수록 병의 치료 가능성은 더욱 높아지고, 발병률은 떨어지게 됩니다. 의외로 생활습관병을 알리는 위험신호는 우리가 흔히 들어오던 것들입니다. 항상 이런 건 위험하다고 말은 많이 들었지만 그렇구나, 싶을 뿐 구체적으로 어떤 증상이 나타나고, 왜 위험한지에 대해 알고 있는 사람은 많지 않습니다. 여기서는 어떤 신호가 왜 위험한지, 그리고 어떤 생활습관 때문에 이런 위험신호를 몸이 보내는지에 대해 알아보겠습니다.

고혈압

고혈압은 생활습관에서 모두 기인한다고 할 정도로 생활습관병과 밀접한 연관이 있습니다. 몸을 이루는 주 혈관인 동맥에 흐르는 혈액의

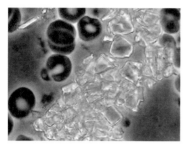

고혈압 환자의 혈액 단백질 응집과
콜레스테롤 결정체

압력이 증가하여 나타나는 고혈압은 개인의 컨디션, 흡연 및 음주, 운동 직후 등 혈압의 상승 요인이 매우 많으므로 주로 고혈압 증세가 지속적이고 만성적으로 나타날 때 진단할 수 있는 병입니다. 주로 40대의 중장년층 이상의 나이 대에 많이 나타나는 고혈압 증세는 신장병, 심장병, 뇌출혈 등의 합병증을 가져와 매우 높은 치사율을 보이고 있으며, 관리가 매우 힘들어 많은 의사들의 연구에도 쉽게 함락되지 않는 위험한 질환입니다.

세계 보건기구인 WHO에서 밝힌 정상인의 혈압수치는 최고 혈압인 수축기에서 140mmHg 이하, 최저 혈압인 이완기에서 90mmHg 이하로 제시하고 있습니다. 이것을 근거로 삼아 고혈압은 수축기 160mmHg 이상, 이완기 95mmHg 이상으로 정의하고 있습니다.

고혈압은 주로 순환기 계통의 퇴행에 따른 질환으로 만성적인 진행이 이루어진다는 것이 특징인데, 흔히 짠 음식을 많이 먹어 나트륨 농도가 오르면 혈압이 상승한다고 알려져 있습니다.

하지만 고혈압의 원인은 매우 복잡하고 다양하기 때문에 그저 식습관의 문제라고 치부하기에는 그 원인이 다양합니다. 명확히 밝혀진 원인이 있는가 하면 아직 그 원인을 밝히지 못하고 있는 고혈압의 원인도 있는데, 명백히 밝혀진 고혈압을 속발성 고혈압, 혹은 이차적 고혈압. 아직 명확히 밝혀지지 않은 원인을 갖고 있는 고혈압 증세를 본태성 고혈압, 혹은 일차성 고혈압이라고 말합니다.

고혈압 예방 및 치료에는 주로 약물요법, 식이요법, 운동요법이 이루어지고 있는데, 원인이 명확한 속발성 고혈압의 경우 그 원인을 제거하는 것이 가장 주효한 치료라고 알려져 있습니다. 예를 들어, 신장에서 분비되는 레닌의 종양이 원인이 될 경우 해당하는 종양을 제거하는 것으로 고혈압 증세가 호전되는 등 그 치료가 비교적 어렵지 않습니다. 하지만 본태성 고혈압의 경우 그 원인이 명확하게 나오지 않거나 근원적 치료가 어려운 경우가 많으므로 약물에 의해 그저 혈압을 강제적으로 낮추는 방법이 대부분입니다. 하지만 혈압제를 복용하는 것은 말 그대로 원인 제거 없이 당장 위험한 혈압을 낮추는 용도일 뿐이므로 근원적 치료가 아니며 언제든 재발할 우려가 있는 치료법입니다. 그 때문에 생활습관과 식습관 등 원인으로 의심되는 생활을 교정하여 치료하는 방법이 더욱 효과적입니다.

식이요법으로 주로 권하는 것은 염분섭취와 금주가 있는데, 주로 포화지방과 불포화지방의 균형적 섭취가 가장 중요하다고 할 수 있습니다. 운동 요법의 경우 비만과 스트레스 등을 근원적 치료할 수 있는 치료법으로 지속적인 운동이 매우 효과적입니다.

❯ 비만

현대인의 부유병과 같은 비만은 현대에 와서 변화된 식습관 때문에 가장 많이 볼 수 있는 질환으로도 분류되어 있습니다. 비만 역시 생활습관병과 매우 밀접한 관계를 갖고 있으며 심각한 질환으로 분류되어 있지만 흔한 질병이고 만성적인 경우가 많아 그 심각성이 다소 희화화되거나 간과하는 경향이 있습니다.

흔히 들을 수 있는 비만 측정의 기준이 있습니다. 체중과 키를 곱해서 몇을 나누어서 나온 숫자가 얼마 이상이면 비만이라고 판단하는데, 사실 정확한 기준은 될 수 없습니다. 그저 몸무게를 따질 경우에 오류가 있습니다. 신체를 구성하는 조직 중 지방과 근육의 무게차에 의해 비만이 아님에도 몸무게가 많이 나가는 경우가 있기 때문입니다. 여성 운동선수의 경우를 생각해보면 이해가 쉬운데, 겉으로 보기에 전혀 몸무게가 많을 것 같지 않음에도 실제 프로필에 드러나는 몸무게를 보면 의외로 굉장히 많이 나가는 것을 볼 수 있습니다. 근육 때문인데, 근육은 지방에 비해 부피는 작으면서 무게가 더 나가 보는 것보다 몸무게가 많이 나오는 것이죠. 이런 운동선수들 또한 비만으로 분류해야 하는 것이 흔히 들어온 몸무게와 키를 연산한 비만수치입니다. 그 때문에 비만을 판단하는 기준으로 인체의 표준 지방량을 셈하는 것이 정확한 판단 방법입니다.

말씀드렸듯 비만이란 체내 지방조직 과다를 뜻하는데, 비만은 고혈압과 동맥경화 등 혈관질환, 당뇨와 퇴행성 관절질환 등 노인질환을 유발하는 위험인자입니다.

비만의 예방과 치료에는 주로 식습관 교정과 운동요법이 많이 이루어집니다. 식이요법은 흔히 잘 알려진 것들과 크게 다르지 않습니다. 평소 섭취하는 양보다 500~1000kcal 정도 낮은 음식을 섭취하는 방법이 가장 주효하다고 알려져 있습니다. 열량은 몸이 에너지를 내기 위해 필요한 연료라고 생각하면 되는데, 적은 연료로 같은 양의 에너지를 내면서 부족한 열량은 지방 등에 축적되어 있는 예비연료를 통해 얻는 방법입니다. 따라서 불필요한 만큼의 지방이 연소되어 체중 저하 및 부작용 감소로 이어지게 됩니다. 운동요법은 비만에 대해서 가장 주효한 반응을 볼 수 있는 요법으로 평소 생활에 필요한 열량에 운동을 통한 열량을 더해 더 많은 에너지를 소비하여 체중을 줄이는 방법입니다. 더불어 근육량 증가로 인해 기초 대사량이 증가하게 되면서 평소 섭취하는 음식량을 섭취하더라도 비만증세가 호전되는 효과가 있습니다. 또한 기초 대사량 증가에 의해 장기적으로 비만증세 재발을 방지할 수 있는 매우 긍정적인 치료방법입니다.

식이 및 운동요법을 실시할 수 없는 환자의 경우 약물치료나 수술법 등이 있는데, 약물 치료의 경우 종류에 따라 두통, 갈증, 불면, 혈압 상승 등의 부작용이 발생할 수 있고, 지방의 소화를 막는 억제제의 경우 변비 혹은 설사 등의 부작용이 나타날 수 있어 의사의 진료 및 처방이 중요합니다.

당뇨병

당뇨병은 성인병으로 잘 알려진 질병입니다. 하지만 최근 들어 소아성인병이 과거에 비해 상당히 늘고 있다는 기사를 자주 접할 수 있습니다. 과거 성인들이 겪던 불규칙·불균형 식단과 각종 스트레스 혹은 유전적 이상에 따라 당뇨환자가 크게 늘고 있는 것이 사실입니다.

당뇨병은 발생 원인에 따라 크게 1형과 2형으로 나눕니다. 1형 당뇨병의 경우 앞서 말씀드린 자가면역계의 이상으로 인해 자가면역질환으로 발전하고, 이렇게 이상을 일으킨 면역체계가 당뇨병에 크게 영향을 주는 췌장을 공격하여 인슐린 분비가 줄어들게 됩니다. 그에 따라 혈당 유지에 큰 이상이 생기는 원인이 됩니다. 예전에는 주로 1형 당뇨병을 소아당뇨병이라고 불렀는데, 용어적 모순이 있어 현재는 사용하지 않는 질병명입니다. 2형 당뇨병의 경우 생활습관과 밀접한 관계에 의해 발생하는 당뇨병입니다. 주로 식습관과 관련되어 고열량, 고지방, 고단백의 식단에 의해 생기기도 하며, 운동부족과 스트레스 또한 2형 당뇨병을 유발하는 주요 원인이 되곤 합니다. 다만 이러한 원인으로만 판단하기에 무리가 있는 것이 유전적 결함 또한 원인이 되기도 하며 약제의 부작용, 췌장 수술과 감염 등의 원인에 의해 발병하기도 하므로 질환이 의심될 경우 필히 의사의 진단을 받아야합니다.

당뇨병의 경우 만성적으로 시작되고 유지되는 병이라 몸의 이상을 자가판단하기 어려움이 많은 병으로 흔히 뚱뚱하면 당뇨도 있을 것이라는 상식과 달리 당뇨병의 증상은 식사량이 많고 소변을 자주 보며 체중이 줄어드는 등의 증상이 있습니다. 그 때문에 비만을 겪는 환자만 위험하다 볼 수 없으며, 평소 자신의 몸 상태를 자주 체크하여 예방하는 것이 굉장히 중요합니다. 다만, 비만의 경우 고열량, 고지방 식습관에 의해 생기는 경우가 많으므로 당뇨의 질병 원인과 그 길을 같이해 비만과 당뇨의 연결성을 주장하는 것 역시 틀린 말은 아니라 할 수 있습니다. 공복 시 혈당을 측정하여 126mg/dL 이상이 나올 경우 흔히 당뇨라고 진단할 수 있으며, 식사와 무관하게 200mg/dL 이상의 혈당이 유지될 경우에도 진단할 수 있는 병입니다.

주로 당뇨병은 당뇨병 자체의 위험성보다 만성적 질병과 더불어 자가면역체계 이상에 따른 합병증세로 이어지고 그 합병증이 매우 위험한 병입니다.

당뇨에 의한 합병증으로 가장 일반적이고 무서운 것이 동맥경화증입니다. 몸 전체에 산소 공급을 위해 혈액을 옮기는 혈관인 동맥이 굳어져 충분한 산소를 전달할 수 없어 세포 괴사와 컨디션 하락, 사망에 이르기까지 무서운 결과를 초래할 수 있습니다.

1형 당뇨병은 선천적 면역체계에 의한 이상 발생이 많으므로 인슐린 치료가 필수적입니다. 2형 당뇨병 역시 인슐린 주사를 통한 치료가 많지만 필수적으로 생활습관 교정이 필요합니다. 필히 균형 있는 식습관을 통해 체중 및 혈당을 조절해야하며, 꾸준한 운동을 통해 체내 당을 자주 소비하는 것으로 예방 및 치료가 가능한 질병입니다. 특히 섬유질 섭취와 균형 잡힌 식사, 저지방 식단은 예방과 치료에 효과적입니다.

어떤 생활 습관을 바꿔야 하나?

환자들에게 필자가 "생활 습관부터 교정하셔야겠어요."라고 얘기하면 하나 같이 "그게 어디 쉽나요." 혹은 "알고는 있는데 어떻게 바꿔야 할지 모르겠어요."라고 대답합니다. 맞는 말이죠. 여태까지의 삶을 살아오며 말 그대로 내 몸에 배어 온 습관이라 바꾸기가 쉽지 않습니다. 그리고 왜 이 사람은 약으로 치료할 생각은 하지 않고 잔소리부터 하나 하고 생각할 수 있습니다. 하지만 예방이 최고의 치료이며, 그 예방에는 생활습관이 어떠한 보양식이나 특별 치료보다 중요하다는 것을 기억하시기 바랍니다.

⚘ 식습관

생활 뉴스에서 건강 관련 뉴스를 가만히 떠올려보세요. 탄수화물이 적이다, 건강한 단백질 먹기, 우유의 위험성, 동물성 지방, 식물성 지방,

효소가 답, 스테이크 다이어트로 건강관리, 효소는 설탕물과 다를 바 없다, 커피의 항암작용, 밥이 보약 등등 어떻게 해야 좋은 것인지 판단이 쉽지 않을 것입니다. 다 따라가려니 이걸 지속적으로 해야 효과가 있을 것 같은데, 그러기엔 또 귀가 솔깃해서 뭔가 새로운 게 더 도움이 될 것 같아 헷갈린 적이 한두 번이 아닐 것입니다.

이렇게 중구난방으로 식품에 의한 치료가 나오는 이유는 영양학이라는 학문이 비교적 짧은 역사를 갖고 있기 때문에 긍정적 작용과 부작용을 따로 설명하니 이런 혼란스러운 상황이 발생하게 되는 것입니다. 식품에는 각양각색의 영양소가 있고, 조리방법에 따라 혹은 자란 지역에 따라 그 영양소가 달라 전공자도 머리를 감싸 쥐어야 하는데 일반인들은 어떻겠습니까?

그렇기 때문에 사실 두꺼운 전공서적 한두 권 분량으로 풀어내야 하는 것이 이 식습관 조절에 대한 부분입니다. 그 때문에 여기서는 흔히 들어봤음직한 주요 영양소에 대한 이해를 통해 해당 영양소가 왜 중요한지, 왜 과다섭취를 하면 위험한지에 대해 간략하게 설명하겠습니다. 앞으로 뉴스나 성분표를 볼 때 조금 더 스스로 판단하는 것에 도움이 되도록 말입니다.

탄수화물

탄수화물은 우리 몸에 굉장히 중요한 영양소입니다. 단백질, 지방과 함께 3대 필수영양소로 꼽히는데, 그만큼 많은 식품에 우리가 알게 모르게 탄수화물이 많이 섞여 있습니다. 흔히 탄수화물 하면 쌀과 밀 등의 곡류라고 많이 알고 있는데, 주로 섭취할 수 있는 것은 곡류를 통해서 섭취할 수 있고 과일, 우유, 채소 등에도 일정량이 포함되어 있습니다. 한국인은 밥 힘이라는 말이 있을 정도로 전통적으로 중요하게 생각해왔는데 오랫동안 섭취해 온 탄수화물은 어떤 작용을 하는 영양소일까요?

먼저 앞서 말씀드린 '한국인은 밥 힘'이라는 말에 주목해보겠습니다. 탄수화물은 분해를 통해 순간적인 고에너지를 쏟아내는 영양소입니다. 1g당 무려 4kcal의 열량을 내는데, 바로 당분을 만들어내기 때문입니다. 기운이 없거나 두통이 있을 때 당분을 섭취하면 증세가 호전되는 경험이 있을 것입니다. 특히 탄수화물에서 나오는 포도당은 뇌세포의 주 활동 에너지로 쓰여 포도당이 모자랄 경우 두통과 열 증세가 동반되기도 합니다. 또한 당뇨병에 걸렸을 경우 가장 조심해야 할 영양소이기도 합니다.

탄수화물은 화학적 구조에 따라 단순당질과 복합당질 등으로 구분합니다. 단순당질은 그 구조가 단순해서 체내 흡수가 빨라 저혈당 환자에게 긴급 약품으로도 쓰일 수 있습니다. 주로 단맛을 내는 설탕, 유당, 맥아당 등에 포함되어 있으며 포도당 역시 단순당질에 속해있습니다. 복합당질은 주로 단맛이 나지 않고 전분과 식이섬유를 포함하고 있으며 체내 소화효소에 의해 분해·흡수되는 영양소입니다. 식이섬유의 작용으로 포만감을 느끼게 해주며 소화 과정이 필요하므로 혈당수치를 급격하게 올리지 않는 등의 장점이 있지만, 그 역시 당분이기 때문에 과다한 섭취는 비만과 혈당 상승 등의 부작용으로 나타날 수 있습니다. 이렇게 음식이 혈당에 얼마나 영향을 미치는지에 대해 혈당지수(Glycemic index, GI)라고 해서 구분하여 등급화시킨 것입니다.

탄수화물 섭취를 극단적으로 줄일 경우 확실히 체중 감소의 효과가 있지만, 혈당조절기능 이상과 충분한 칼로리를 섭취하지 못해서 생기는 무기력증 등 다양한 부작용이 필수적으로 따르게 됩니다. 우리 몸은 필요한 영양소를 섭취하기 위해 다양한 신호를 보냅니다. 만일 탄수화물을 극단적으로 줄이는 다이어트를 할 경우 이후 폭식을 유발하기도 하므로 항상 조심하고 적당하게 식단조절을 하여야 합니다.

단백질

단백질은 한자로 蛋白質(알 단, 흰 백, 바탕 질)로 쓰는데 말 그대로 계란의 흰자위를 의미합니다. 계란의 흰자위는 병아리가 부화할 때 몸을 구성하며 섭취하는 가장 중요한 영양소를 포함하고 있습니다. 이렇듯 단백질은 우리 몸을 구성·유지하는 매우 중요한 영양소입니다. 다만 그 종류가 매우 다양하고, 주로 고기를 통해 섭취하게 되므로 살찌는 영양소라는 잘못된 인식이 있곤 합니다. 단백질을 구성하는 주 화합물은 아미노산이며, 이 아미노산은 체내 근육을 구성하는 필수적인 요소입니다. 또한, 우리 몸의 머리카락과 손톱, 피부, 뼈 역시 주 구성 영양소가 단백질입니다.

앞서 말씀드렸던 면역의 주요 기능체인 항체 또한 주로 단백질로 구성되어 있는 세포입니다. 면역 체계는 나와 다른 세포가 침입 시 공격하여 항체를 생성합니다. 이 공격의 기준이 단백질 구성을 비교하여 자신과 다른 것을 찾는 방법입니다. 자신의 몸과 구성이 다른 단백질이 몸에 들어와서 그대로 흡수할 경우 종족 본연의 단백질 구조가 변형되기 때문에 체내 면역세포가 외부 단백질을 분해하여 필요한 부분만 에너지원으로 흡수하게 됩니다. 이때 분해된 단백질이 아미노산입니다.

우리 몸의 세포는 평생 동안 많은 화학작용을 일으키며 성장 및 노화가 진행되는데, 이때 세포의 화학작용을 돕는 에너지가 바로 이 단백질입니다. 단백질은 화학작용을 무조건적으로 빠르게 만드는 것이 아닌 세포의 화학작용 속도를 조절합니다. 이러한 기능을 하는 단백질을 효소라고 부르기도 합니다. 효소는 제각각의 기능을 하여 매우 복잡한 과정을 통해 화학작용을 조절하여 몸을 건강하게 유지하고 있습니다.

하지만 이렇게 이로운 작용을 하는 단백질 역시 식습관으로 그 섭취량을 조절해야 합니다. 단백질이 지방으로 전환되어 저장하는 기능을 갖고 있기 때문입니다. 다만 단백질의 경우 그 포만감이 탄수화물이나 지방에 비해 빨리 생기기 때문에 고단백 위주의 식사를 할 경우 다른 식사에 비해 적은 양의 식사를 하게 되므로 건강한 단백질(콩, 해산물 등)의 고른 섭취가 중요합니다.

지방

지방은 오랜 기간 비만의 주적으로 여겨왔고, 저지방 식품 등이 유행을 하는 등 그 이미지가 매우 나쁜 영양소입니다. 하지만 지방 역시 과다 섭취할 시 문제가 생길 뿐 우리 몸의 3대 영양소로써 그 기능이 매우 중요한 영양소입니다. 탄수화물이 1g당 4kcal의 열량을 발생하면, 지방은 1g당 두 배가 넘는 9kcal 정도의 열량을 발생하기 때문입니다.

지방이라고 해서 모두 나쁜 지방은 아닙니다. 지방은 주로 포화지방산, 단일불포화지방산, 다중불포화지방산 등 수많은 종류의 지방으로 나누어집니다. 앞서 말씀드린 3가지는 모두 음식에 포함되어 있는 식이지방산의 종류들입니다. 그 외에 최근의 뉴스에서 몸에 해롭다며 종종 거론하는 트랜스지방산의 경우는 지방의 인공적 과정 중 생겨난 지방산인데, 전 세계적으로 그 위험도가 잘 알려져 있으며 가공 과정 중 생겨난 비자연적 영양소이므로 발암물질이 되기도 하며 몸에 좋지 않은 것은 당연하다고 하겠습니다.

영양학적 연구에 따르면 지방은 우리 몸에 축적되어 섭취량보다 많은 양의 에너지를 내야할 때를 대비해 저장되어 우리 몸 구석구석 쌓이게 되는데, 이렇게 쌓인 지방은 외부 열로부터 장기와 체온을 유지·보호하는 역할을 맡고 있으며, 신체 성장과 각종 생리기능에 직접적인 영향을 주기도 합니다. 또한 가장 중요한 신체기관인 뇌의 활동에 지방은 매우 중요한 역할을 맡고 있습니다. 뇌의 경우 구성의 60% 이상이 지방으로 이루어져 있으며, 뇌세포의 작용에도 직접적인 영향을 주기 때문에 더욱 건강한 지방을 섭취하는 것이 중요하다고 볼 수 있습니다.

앞에서 언급했듯이 지방은 많은 전문가들이 포화지방과 불포화지방으로 크게 나누어 불포화지방 위주로 섭취해야 비만 등의 지방 과섭취 부작용을 방지할 수 있다고 말합니다. 포화지방과 불포화지방의 가장 큰 구별법은 주로 지방의 상태로 구분하면 일반적으로 구분할 수 있습니다. 포화지방의 경우는 상온에서 고체나 반고체 상태로 존재하며 불포화지방은 상온에서 액체 상태로 존재하고 있습니다. 모든 포화와 불포화 지방이 그렇다는 것은 아니지만, 일반적인 구별법은 고체냐 액체냐를 보고 한 번 더 생각하는 것이 좋겠습니다.

포화지방은 흔히 동물성 식품에 많이 들어있는데, 고기에서 나오는 기름이나 우유 등에 들어있습니다. 삼겹살에 붙어있는 비계와 소고기의 품질을 결정하는 마블링 또한 바로 이 포화지방으로 이루어져 있습니다. 포화지방은 굳이 신경 써서 섭취하지 않더라도 단백질의 분해나 탄수화물 대사작용에 의해 체내에서 스스로 만들어 낼 수 있기 때문에 웬만하면 신경 써서 섭취를 줄이는 것이 건강에 매우 도움이 됩니다. 포화지방은 상온에서 고체화 될 가능성이 높기 때문에 체내에서 또한 고체로 흡수 변형되어 몸 구석구석으로 퍼지면 뇌졸중과 혈관질환, 비만 등의 주원인이 되는 지방입니다.

불포화지방은 앞서 말한 포화지방과 차이가 있습니다. 올리브유 등 각종 식물성 기름, 아몬드와 땅콩 등의 견과류에 포함되어 있고 일부 야생동물의 고기에도 포함되어 있습니다. 포화지방보다 불포화지방의 섭취를 권장하는 것은 우선 신체대사 작용으로 섭취할 수 없는 지방이 바로 불포화지방이기 때문입니다. 그리고 상온에서 액체로 존재하고 있기 때문에 체내 흡수가 빠르고 혈관 등을 막지 않아 신진대사에 도움이 되기 때문이죠. 불포화지방은 대표적으로 오메가 지방을 들 수 있는데, 흔히 몸에 좋다고 알려진 오메가-3지방과 오메가-6지방입니다. 오메가 지방은 연구에 의해 가장 몸에 좋은 지방으로 알려져 근래에 그 이름이 잘 알려져 있습니다. 특히 오메가-3지방은 뇌세포를 긍정적으로 활성화하는데 도움을 준다는 DHA와 EPA가 다량 함유되어 있어 머리가 좋아지는 영양소로 잘 알려져 있습니다. 알려진 대로 등 푸른 생선과 해조류에 다량 함유되어 있는 지방으로 관련된 영양제도 시중에 많이 나와 있습니다.

소금(나트륨)

인간뿐만 아니라 모든 동물에게 소금은 필수불가결한 존재입니다. 그것은 소금의 특이성과 함께 주 구성성분인 나트륨 때문으로 소금 성분, 즉 염분은 우리 몸을 구성하는 주요 성분입니다. 한 여름에 해수욕

장에서 땀을 흘리고 그 땀이 식어 마른 모습을 보셨나요? 피부 위로 하얗게 각질처럼 묻어있는 것이 바로 염분입니다. 이렇듯 사람의 체액에는 염분이 포함되어 있으며 체액의 범위는 혈액이라 하더라도 예외가 아닙니다. 화학적으로 소금은 '염화나트륨'이라고 부르는데, '염기성이 된 나트륨'이라는 뜻입니다. 염기성은 산성과 반대되는 단어로, 체액의 염화로 각종 체액이 산성화가 되는 것을 막아주는 역할을 합니다. 또 소금에 포함된 나트륨 성분은 이자, 쓸개, 장 등에서 작용하여 소화액을 만들어내는 역할을 맡고 있어 체내에 들어온 음식물이 효과적으로 소화되도록 돕고 있습니다. 만약 이런 중요한 역할을 하는 소금을 섭취하지 않을 경우 산성 – 알칼리성 균형이 무너져 세포의 활동에 큰 지장을 갖게 되며, 음식물을 제대로 소화해내지 못해 무력감과 피로, 심한 경우 사망에 이르기까지 하는 무서운 결과를 초래합니다.

'저염식단' 건강에 관심이 있는 독자라면 한 번쯤 들어보았을 겁니다. 말 그대로 염분을 적게 넣은 식단을 유지하라는 말입니다. 왜 이처럼 중요한 소금을 적게 먹어야 건강해진다고 하는 걸까요? 섣불리 적게 먹었다가 체내 불균형으로 심각한 상황이 벌어지지 않을까요? 먼저 말씀드리자면, '우리 한국의 식단에는 소금이 과다하게 들어가 있다.'는 것입니다.

집에 라면이 있다면 지금 하나 꺼내 뒤편의 성분표를 잘 보세요. 나트륨이라고 적힌 부분이 있을 것입니다. 적게는 1000mg부터 많게는 2300mg이 넘는 제품도 있는데, 하루 권장량인 2000mg에 근접하거나 훨씬 상회하는 수치를 라면 한 그릇에 담고 있습니다. 라면의 평균 나트륨 함유량은 1442mg으로 평균적으로만 따져도 일일 권장량의 74%를 섭취하게 됩니다. 한국 음식의 상징인 김치만 하더라도 소금에 절인 배추에 젓갈, 소금 등을 원료로 한 재료로 만들다보니 100g당 평균 643mg을 함유한다는 보고가 있습니다. 이외에도 식품에 들어 간 기본적인 나트륨 함유량이 있으니 한국인이 섭취하는 나트륨의 양은 어마어마하다고 볼 수 있습니다.

최근 나트륨 과다섭취의 유해성이 많이 알려지고 있는데, 잘 알려진 부작용 중 고혈압의 경우 최근의 연구 결과로 모두에게 나타나는 부작용이 아닌 체질적으로 일부에게 나타난다고 알려지는 등 기존의 정보가 바뀐 정보도 있으니 주의가 필요합니다. 개인별 체질에 따라 다르지만 몸이 자주 붓거나 맵고 짜거나 단 자극적인 음식이 계속해서 입에 당긴다면 나트륨 과다섭취에 의한 반응일 수 있으니 경계해야 할 것입니다. 일반적인 식사로도 나트륨은 이미 충분히 섭취하고 있다는 것을 항상 명심하시기 바랍니다.

'식습관'을 마치며

대부분의 것들이 그러하겠지만, 식습관이야 말로 '과유불급'이라는 말이 가장 어울리는 게 아닐까라는 생각이 듭니다. 우리 몸은 매우 정직하고, 성실하며 세상 어느 것보다 복잡한 방식에 의해 운영되고 있습니다. 아무리 좋은 영양소도 과다하게 섭취할 경우 몸에서 모두 배출해버리거나 독으로 품고 살게 됩니다. 또한 식사 시간이 불규칙적이어서 야식 등 신체리듬에서 벗어난 음식을 섭취할 경우 그 피해는 배가 됩니다. 의식주는 인간이 살아가는 데 가장 중요한 3요소라고 했으며, 그 중 영양소 섭취는 모든 동·식물을 막론하고 가장 중요하다 할 수 있습니다. 건강한 식습관이야말로 만병통치의 지름길이 아닌가라는 생각을 하게 됩니다.

🕊 운동 부족

"세상 많이 좋아졌다."는 말 많이 들어보았을 겁니다. 확실히 세상은 많이 변했습니다. 의학의 발전과 의학기기의 개발로 불과 30여 년 전만 해도 난치병에 속하던 병들이 빠르고 정확한 진단과 치료가 가능하고, 새로운 질병이 나타나더라도 그것을 분석하는 데 예전만큼 긴 시간이 필요하지도 않습니다. 지역 특산물은 전국으로 배송되어 집에 앉아서 더욱 질 좋은 음식을 먹을 수 있게 되었고, 동네 곳곳에 대형 슈퍼마켓이 들어서 멀리 나가지 않아도 다양한 재료를 구할 수 있게 되었습니다. 기대 수명은 계속 늘어나 40여 년 전인 70년대에 비해 평균 수명은 20년 정도가 늘었습니다. 그와 함께 대두된 문제가 바로 '얼마나 건강하게 오래 살 수 있을까'였습니다.

하지만 고도화된 문명이 가져온 새로운 질병이 있습니다. 바로 '운동 부족'입니다.

쓸수록 강해지는 우리 몸

몇몇 학자들은 운동에 대해 회의적인 반응을 내기도 합니다. 인체가 움직일 수 있는 에너지는 한정되어 있고 운동은 그 소모를 급격히 늘려 결과적으로 수명이 짧아지게 된다는 주장이었습니다. 이러한 논리는 인체를 매우 얕잡아보는 생각에서 비롯된 것으로 우리 인체는 굉장히 고도화 된 기계와 같습니다. 약간의 자극으로도 큰 반응이 일어날 수 있으며, 매우 정밀하게 구성되어 있는 기계와 같습니다. 하지만 기계와 다른 가장 큰 점은 자기회복력에 있습니다. 앞서 언급한 면역 체계 역시 자기회복력에 의한 인체의 노력으로 볼 수 있습니다. 세포는 학습능력이 있어 인체가 현재 처해있는 상황에 적응하려 수없이 변화되고 있습니다. 꾸준히 운동을 할 경우 인체가 운동에 맞게 더욱 건강한 몸으로 변화해 간다는 것입니다. 역으로 운동이 부족한 삶을 지속한다면 우리의 몸은 운동과 관계없는 허약한 몸으로 변해 갈 것입니다.

몇몇 환자분들이 운동을 권하는 필자에게 "운동을 하고 나면 전신이 아파오고 숨이 터질 듯 해 너무 힘들어요."라고 얘기하곤 합니다. 그러면 필자는 이렇게 얘기합니다. "힘드니까 운동인 겁니다. 우리 몸을 믿으세요."

매일 아침 일찍 일어나 가까운 공원을 뛰어보세요. 첫 날에는 숨이 턱 밑까지 차오르고 땀이 비 오듯 흐르며 온몸이 쑤셔 몸살까지 올 지도 모릅니다. 이러다가는 정말 내 몸이 더 망가지는 것이 아닐까 싶을 정도로 말입니다. 그렇게 한 달을 쉬지 않고 해 보세요. 고른 숨으로 더 오래, 편안하게 달리는 자신을 발견하게 될 것입니다. 그것이 바로 '운동에 적응한 몸'입니다. 같은 운동을 하는 데 필요한 더 많은 산소를 공급하기 위해 폐는 더욱 커지고 건강해졌으며, 심장은 더욱 원활하게 건강한 혈액을 온몸에 보내 에너지를 활성화 시킵니다. 다리는 달릴 때 발생하는 충격을 충분히 받기 위해 근육이 들어서게 됩니다. 이것이 적응입니다. 물론 이렇게 긍정적인 효과를 주는 운동이라 할지라도 예외는 있습니다. 노화가 일정량 진행된 40대 이상의 사람이 운동을 할 경우, 그 운동량이 신체의 적응 한계를 넘어서게 되면 오히려 건강을 망치게 될 수도 있으니 주의해야 하는 것은 매우 당연합니다. 노화는 세포 분열이 점차 줄고 그 회복력이 느려져 인체가 상황에 적응하는 능력이 매우 떨어진 상태이기 때문입니다.

운동 부족이 초래한 일상적 모습들

이 글을 읽는 독자 중에 '나는 산책도 종종 하고 계단도 걸어 다니니 운동부족이 아닐 거야.'라고 생각할 수 있습니다. 그렇다면 이 글을 따라 본인의 상태를 천천히 다시 생각해보면 더 도움이 될 것 같습니다.

운동 부족은 비만을 불러옵니다. 앞서 말씀드린 식습관과 연관이 깊은 이유인데, 인간은 매일 칼로리 섭취를 통해 각종 에너지를 발생시켜야 활동할 수 있습니다. 하지만 매일 같은 양의 칼로리를 섭취한다고 했을 때, 매일 그 정도의 칼로리를 소모하지 않는다면 남은 칼로리는 몸에 축적되어 지방에 저장되거나 악성 세포로 변질되어 병을 불러옵니다. 섭취량과 소비량이 균형을 이루지 못한다면 운동을 통해 균형을 맞추는 것은 당연한 일입니다.

운동이 부족하면 각종 심혈관질환의 원인이 됩니다. 심장에서부터 손끝 발끝에 이르는 모세혈관에까지 혈액 공급이 이루어지는데, 운동을 통해 심장을 충분히 뛰게 하지 못하면 심장은 발끝까지 보내야 하는 혈액의 양보다 적은 양의 혈액을 보내게 되고 이는 몸 전체에 산소 공급이 적어져 손발이 저리거나 숨이 많이 차게 됩니다. 충분히 피를 받지 못한 모세혈관은 점점 쇠락해져 두께가 얇아지게 되고 탄력성을 잃어 혈관 노화를 가속화하게 됩니다.

또한 운동이 부족하면 각종 근육의 노화가 급격히 진행됩니다. 각종 근섬유세포로 이루어진 근육은 그 사용빈도가 많아지며 일정량 파괴되어야 그 회복을 통해 더욱 강하게 변하는 성질이 있습니다. 하지만 반대로 사용빈도가 떨어지면 점점 약해지게 됩니다. 다리를 다쳐 깁스를 해 본 분이라면 그 느낌을 잘 알 것입니다. 오랜 기간 깁스를 한 다리로 땅을 딛을 때 힘이 들어가지 않아 휘청거리거나 양 다리 힘의 균형이 맞지 않아 매우 어색한 걸음걸이를 하는 이유가 바로 근육의 노화 때문입니다. 근육의 힘을 뜻하는 근력은 꾸준한 운동을 통해 높이는 수밖에 없으며, 노화가 진행될수록 운동이 더욱 힘들어지니 더 운동을 하기 싫도록 만드는 늪에 빠지게 되는 것입니다.

유연성의 저하 또한 운동 부족의 결과입니다. 사람이 살아가며 매일 같은 자세로 살아가는 것은 아닙니다. 균형을 급하게 잡아야 할 경우도 있고, 높은 곳을 오르며 다리를 높게 들어 올려야 할 때도 있습니다. 이때 필요한 것이 유연성인데, 유연성이 부족할 경우 같은 사고가 나더라도 몸의 굽혀짐이 낮아 근육이 파열되거나 관절이 쉽게 부러지는 등 큰 사고를 초래하게 됩니다.

'운동 부족'을 마치며

많은 양의 음식을 먹었는데, 그만큼 배설하지 못한다면 어떻게 될까요? 남은 배설물이 몸 안에 남아 유독성을 띠게 되겠죠. 장에 가스가 들어차게 되고, 항상 더부룩하며 개운하지 못한 느낌말입니다. 운동 역시 배설과 같습니다. 현대인의 운동량은 식사에 비해 상당히 낮아 그 균형이 맞지 않습니다. 그 때문에 일부러 운동을 더 하려고 하는 것입니다. 오랜만에 운동을 하였을 때, 몸은 지치지만 개운한 느낌을 받은 적이 있습니까? 몸의 균형이 맞을 때 누구보다 몸이 기뻐하는 현상입니다.

의학이 발전하여 대부분의 병을 치료할 수 있습니다. 오히려 해당 병에 가장 효과를 발휘할 수 있게 나온 약이야 말로 최고의 치료제라고 할 수 있겠죠. 하지만 운동습관은 병이 나지 않는 몸을 만드는 것에 주안점을 둔 치료법입니다. 애초에 병이 날 일이 없어지면, 약을 쓸 일도 없겠죠.

계속해서 강조 드리는 것이 바로 이 '균형'입니다. 만물은 균형을 띄고 서로 생존하고 조화를 이루며 살아가고 있습니다. 균형이 깨진다면 필시 어딘가에 이상이 생기게 됩니다. 운동 역시 몸에 좋다하여 과다하게 할 경우 몸을 크게 망칠 수도 있습니다. 또, 몸이 충분히 활성화 되지 않는 약한 정도의 운동을 한 후 본인 스스로 운동을 했다고 안심하는 경우도 경계해야 합니다. 그 때문에 약도 의사의 처방을 받아 정량복용 하듯 운동 역시 전문가의 도움을 받아 자신의 몸에 가장 적당한 운동량을 알고 하는 것이 좋습니다.

'생활습관' 교정

습관이란 정말 고치기 힘듭니다. 잘못된 습관이 무엇인지 잘 아는 필자도 습관을 고치는 것은 매우 어려운 일이고 큰마음을 먹고 의지를 통해 해내야 하는 일입니다. 하지만 바꾸어 생각하면 내 몸에 이미 잘못된 습관이 자리하고 있으니 새로운 습관을 덧씌운다고 생각하면 좋습니다. 혹은, 병이 있으면 치료를 하듯 병을 예방하기 위해 습관을 고친다고 생각하면 도움이 될 것입니다. 또한, 그 어려운 습관교정을 수월하게 만들어주는 보조제 등이 많이 나와 있으니 정 어려울 경우 보조제의 도움을 받아 조금 더 쉽게 교정할 수 있을 것입니다. 가장 중요한 것은 자신의 습관을 고치고자 하는 의지에 달려 있습니다.

생활습관 교정은 질병의 치료적 목적도 크지만 예방학적 목적이 매우 큽니다. 원래 인체는 이런 습관을 통해 건강을 유지하도록 되어있는데, 외부에서 바이러스나 균이 침투해 발병하는 외부요인 질병에 비해 생활습관을 통해 초래한 병들은 스스로 자신의 몸에 병을 심은 결과입니다.

누군가 필자에게 '만병통치약'이 있냐고 물으면 저는 '좋은 습관'이라고 하겠습니다. 누구도, 어떠한 방법으로도 내 몸만큼 내 건강을 잘 알고 그에 맞는 치료를 할 순 없습니다. 긍정적인 사고와 건강한 식습관, 운동습관 즉, 심신의 안정과 조화를 통해 병을 예방하고 치료하는 것만큼 좋은 치료가 없다고 생각합니다.

◈ 간략하게 읽는 겨우살이 ◈

🍃 잘못된 생활습관은 생활습관병을 초래합니다. 생활습관병은 과거 노인병으로 불렸으며, 생활환경의 변화로 젊은 세대에까지 영향을 끼치게 된 질병입니다. 생활습관병에 가장 큰 영향을 끼치는 습관은 식습관과 운동 부족 등이 있습니다.

⋮ 생활습관병으로는 암, 고혈압, 간질환, 위장염, 동맥경화, 심부전증, 폐질환, 뇌졸중 등 만성적이고 흔한 질병들이 있습니다. 생활습관병은 치사율이 높고 합병증을 유발할 가능성이 높아 매우 위험한 질병입니다. 생활습관병은 현대 문명의 발전에 따라 그 발병률이 더욱 올라가고 있습니다.

🍃 생활습관의학에 따르면 생활습관병 예방은 세 가지로 나뉘는데, 행동과 환경요인의 변화로 질병 발생 자체를 예방하는 일차예방, 기존의 위험요인을 바꾸어 질병을 막는 이차예방, 발병 이후 재발과 재활에 관련된 삼차 예방으로 나뉘어 분류됩니다.

⋮ 생활습관의학은 예방에 중점을 두고 있지만, 병의 발병 이후에도 보조 치료법으로 큰 효과를 볼 수 있습니다. 생활습관병에는 위험신호가 있으며, 이것을 빨리 파악하고 예방할수록 완치율이 높아지고 발병률이 낮아집니다.

🍃 고혈압은 생활습관병과 매우 밀접한 연관이 있습니다. 모든 고혈압이 생활습관과 연관이 있다고 할 수는 없지만, 신장의 종양 등 그 원인이 명확한 경우가 아니라면 생활습관 교정을 통해 큰 효과를 볼 수 있습니다.

흔히 알려진 비만도는 단순히 몸무게와 키를 연산한 것에 불과하므로 근육과 지방의 부피와 질량 차이 등 변수가 고려되지 않아 정확한 진단에 의해 판단되어야 합니다. 비만의 예방과 치료에는 주로 식습관 교정과 운동요법이 행해집니다. 비만의 주된 원인은 섭취하는 칼로리와 소모하는 칼로리의 균형이 맞지 않는 것에 있습니다.

성인병의 대표적인 병으로 알려진 당뇨병은 현재 성인뿐만 아니라 소아에게도 발병률이 올라가고 있습니다. 당뇨병은 1형 당뇨병과 2형 당뇨병으로 나뉘며, 1형 당뇨병은 자가면역계의 이상으로 인슐린 분비가 줄어 생기는 것이며, 2형 당뇨병은 식습관, 운동습관, 스트레스 등에 주된 원인이 있습니다. 하지만 유전적 결함이나 약 부작용, 수술 후 감염 등의 원인 또한 있으니 전문의의 진단이 필요합니다.

비만과 당뇨는 무조건적인 연관관계가 있는 것은 아닙니다. 다만 비만 증세가 있을 경우 당뇨 발병률이 올라갈 수 있습니다.

생활습관 교정으로는 스트레스 조절과 식습관 조절, 운동습관 형성, 수면 습관 등이 있습니다.

탄수화물과 단백질, 지방은 우리 몸을 구성하는 3대 주요 영양소입니다. 탄수화물은 주로 곡류에 많이 있으며, 당분을 만들어 고열량을 내는 구조를 가지고 있습니다.

탄수화물을 아예 섭취하지 않는 무탄수화물 다이어트는 몸의 심각한 불균형을 가져와 일시적인 체중감량 효과가 있을 뿐 더 큰 병을 초래할 수 있습니다.

단백질은 주로 육류에 많이 있으며 단백질에 있는 아미노산을 통해 체내 근육을 구성하는 데 필수적인 요소로 작용합니다. 우리 몸의 머리카락, 손톱, 피부, 뼈 역시 단백질로 구성되어 있습니다.

- 면역에 가장 중요한 항체 역시 단백질로 구성되어 건강에 매우 중요한 영양소입니다. 과다 섭취된 단백질은 지방으로 전환되어 저장되기 때문에 과다섭취는 비만의 원인이 되기도 합니다. 건강한 고단백 식품(콩, 해산물 등)을 주로 섭취하는 식사를 할 경우 단백질의 빠른 포만감 때문에 적은 양을 먹게 되어 소식에 도움이 됩니다.

- 지방은 알려진 이미지만큼 나쁜 영양소가 아닙니다. 지방은 동일 질량 대비 고에너지를 낼 수 있는 좋은 영양소입니다. 지방은 포화지방산, 단일불포화지방산, 다중불포화지방산 등의 종류로 나뉩니다.

- 포화지방산은 주로 상온에서 고체나 반고체 상태로 존재하며, 단백질의 전환으로 체내 생성이 가능한 지방입니다. 포화지방산은 주로 동물성 식품에 있으며 상온에서 고체화되기 때문에 소화 및 공급 과정에서 혈관에 쌓여 혈관질환을 일으키기도 합니다.

- 불포화지방산은 체내 생성이 불가능한 지방으로 섭취를 통해서만 얻을 수 있습니다. 불포화지방산은 상온에서 액체 상태로 존재하는 경우가 많으며 올리브유 등 식물성 기름과 아몬드, 땅콩 등의 견과류에 주로 포함되어 있습니다. 불포화지방산은 체내 흡수가 빨라 신진대사에 도움이 됩니다. 불포화지방산은 대표적으로 오메가 지방이 있습니다.

- 지방은 뇌세포의 활동 연료가 되기 때문에 그 중요도가 높습니다.

- 지방이 비만의 주 원인인 이유는 사용되지 않은 잉여지방이 체내에 축적되어 언제든 사용할 수 있게 대기하기 때문입니다.

- 소금은 염화나트륨이라고도 부르며 체액 생성에 중요한 역할을 합니다. 소금에 들어있는 나트륨 성분은 이자, 쓸개, 장 등에 작용하여 소화액 분비에 도움을 줍니다.

- 현대 식단은 나트륨 과다섭취를 초래하는 식단이 많습니다. 특히 한국인의 경우 장 문화와 라면 등을 통해 많은 양의 나트륨을 섭취합니다. 나트륨은 고혈압을 불러일으킨다고 알려져 있지만, 최근의 연구 결과에 따르면 체질에 따라 나타나는 부작용으로 알려졌습니다.

- 모든 식습관은 과다섭취에 그 위험성이 큽니다. 또한 같은 영양소라도 더 건강한 영양소를 섭취하는 것이 도움이 됩니다.

- 운동 부족은 현대인 대부분이 겪는 잘못된 생활습관입니다. 신체는 운동을 통해 더욱 강하게 되도록 만들어져 있습니다.

- 운동 부족은 비만, 심혈관질환, 각종 근육 노화 등 많은 질병의 원인이 됩니다. 운동 역시 과도할 경우 신체적 부작용이 따르니 전문가의 도움이 필요합니다.

- 질병 예방은 치료보다 결과적으로 더 큰 효과가 있습니다. 또한 발병 이후라도 보조요법으로 충분히 그 효과를 볼 수 있습니다.

- 생활습관에 있어서 가장 주안점은 '조화'에 있습니다. 조화로운 신체는 면역체계가 매우 강해 대부분의 질병을 막을 수 있습니다.

전쟁도 멈춘 겨우살이 아래에서

옛 유럽 지역은 각 지방마다 영주가 있어 성을 짓고 영토를 관리하는 지방 영주제 국가가 많았습니다. 이번 얘기의 주 무대인 현재 독일 주변에 위치한 이 국가 역시 그러한 배경에 있습니다.

한 국가가 있었습니다. 국가를 세운 왕은 비록 전쟁으로 국가를 세우긴 했지만, 평화를 사랑하며 자신을 믿고 따르는 국민들을 매우 사랑한 왕이었죠. 마침내 왕이 세상을 떠날 때가 되어, 두 아들을 불렀습니다.

"너희 둘 다 뛰어난 군주의 자질을 지녀 누구 하나에게 이 국가를 물려주기가 힘이 드는구나. 하지만 둘째가 더 국민을 사랑하고 지혜로우니 강한 첫째는 둘째의 칼이 되어 항상 이 나라를 지키는 칼과 방패가 되어주고, 둘째는 왕이 되었다 하여 형을 무시하지 말고 항상 존경하거라."

마침내 왕이 숨을 거두고, 선왕을 기리는 장례가 시작되었습니다. 장례가 채 끝나기 전에 왕을 위해 모인 국민들을 향해 첫째가 외쳤습니다.

"선왕은 적자이며 강한 나를 후계로 앉히지 않고 여리고 약한 동생을 후계자로 지명하였다. 이에 국민들은 외적의 칼이 두려우면 나를 따르라. 나는 새로운 왕이 되겠다."

첫째의 무술을 잘 아는 많은 시민들이 그를 따라 성을 빠져 나갔습니다. 그만큼 당시에는 외적의 침입이 많았던 탓도 있었겠죠. 둘째는 마음이 아팠지만 형의 새로운 앞길을 위해 어느 국민도 막지 않고 보내주었습니다.

그렇게 수십 년이 흘렀습니다. 첫째가 새로 세운 왕국 또한 강한 군대를 이끌며 영토를 넓혀 강대국이 되었고, 둘째가 이어 받은 왕국 역시 내실을 다져 누구 하나 불행한 이 없는 행복한 나라를 만들었습니다.

"폐하, 더욱 영토를 넓혀 강한 나라를 만드시기 위해서는 이제 아우분의 국가를 얻어야 합니다. 결단을 내려 주시옵소서."

첫째는 여러 신하의 말에 고민을 했습니다. 신하들의 말대로 이제 주변 국가로 더 뻗어나가려면 동생의 국가를 점령해야 했습니다.

"좋다. 아버지의 나라를 동생에게 돌려받겠다."

마침내 첫째는 잘 훈련된 병사들을 이끌고 동생의 나라로 향했습니다. 둘째 역시 그 소식을 전해 받게 되었죠.

"형님께서 결국 그리하시려는가. 하지만 국민들을 위험에 빠뜨릴 수는 없지. 그 동안 나 역시 더욱 강한 국가를 만들었다."

형제간의 전쟁은 몇 달 동안 쉬지 않고 계속되었습니다. 첫째의 강함은 둘째의 전략을 이기지 못하였고, 둘째의 전략은 첫째의 강함을 이기지 못했기 때문이었죠. 형제의 나라는 숲을 경계로 대치하게 되었습니다. 뜨거운 여름을 지나, 단풍이 무성한 가을에도 형제는 싸움을 그치지 않았고, 그렇게 겨울이 찾아 왔습니다. 싸움을 끝이 날 줄 몰랐고, 추위에 지친 병사들을 보다 못해 형제가 서로 결투를 통해 승패를 가리기로 했습니다.

마침내 숲 한가운데서 형제가 서로 만났습니다. 헤어질 때보다 더욱 늙은 서로의 얼굴이 반가웠지만, 서로 자신을 믿는 병사들이 보고 있기 때문에 결투를 시작했습니다.

결투는 7일간 계속 되었습니다. 앙상한 나무가 가득한 숲에 형제의 결투 소리만 울려 퍼졌습니다. 결국 첫째가 둘째의 무기를 쳐 내고 동생의 목에 칼을 들이 밀었습니다. 동생이 체념한 듯 말했습니다.

"형님이 결국 이기시는군요. 국민은 꼭 살려주십시오."

첫째는 미안한 마음에 눈물이 흘렀습니다. 하지만 동생에게 눈물을 보일 수 없었죠. 눈물을 감추려 하늘을 본 순간 첫째의 눈이 반짝였습니다.

"하나뿐인 동생아, 너는 아버님과 겨우살이를 기억하느냐?"

"예. 아버님께서는 항상 한 겨울에 빨갛게 익은 겨우살이 열매를 보면 모두가 얼어붙은 한 겨울에 가장 강한 모습을 하는 신의 선물이라며 모든 일을 멈추고 기도를 올리셨죠."

"너는 아버님이 무엇을 위해 기도를 올렸다고 생각하느냐?"

"아버님께서는 항상 국민과 저희를 생각하셨습니다. 그들의 안녕을 바랬을 것입니다."

마침내 첫째의 입에 미소가 지어졌습니다.

"바로 그 겨우살이 아래다. 칼을 거두도록 하마."

둘째가 하늘을 보니 과연 가까운 나무 꼭대기 앙상한 나뭇가지에 푸르른 겨우살이가 빨간 열매를 맺고 있었습니다. 첫째가 칼을 거두며 병사들에게 외쳤습니다.

"우리는 선왕이신 아버님의 소원에 따라 겨우살이 아래에서 이

전쟁을 끝내려 한다. 모두 집으로 돌아가자."

병사들은 첫째의 명에 따라 모든 물자를 챙겨 자국으로 돌아갔습니다. 오랜 전쟁이 끝나 많은 병사들이 기뻐했습니다.

그 후로 첫째와 둘째는 서로 힘을 합쳐 강력한 동맹을 이어갔고, 주변 나라의 모든 백성들이 형제의 나라를 부러워하는 강대국을 이룰 수 있었습니다.

면역력 증진으로 만병을 다스리는

신비의
겨우살이

초판 1쇄 인쇄 2015년 1월 8일
초판 1쇄 발행 2015년 1월 15일

지은이 | 윤두원
교   정 | 이수영
디자인 | 이은주
펴낸이 | 서지만
펴낸곳 | 하이비전
신고번호 | 제 305-2013-000028호
신고일 | 2013년 9월 4일

주소 | 서울시 동대문구 신설동 97-18 정아빌딩 203호
전화 | 02)929-9313
홈페이지 | hvs21.com
E-mail | hivi9313@naver.com

ISBN 978-89-91209-40-4 (03510)

값 | 13,000원